世界卫生组织
结核感染预防控制指南

（2019年更新版）

WHO Guidelines on Tuberculosis Infection Prevention and Control 2019 Update

原著者　世界卫生组织

主　审　刘剑君

主　译　成　君　张　慧

副主译　张灿有

译　者　夏愔愔　陈　卉　王森路
　　　　李　智　尤媛媛

人民卫生出版社

·北　京·

版权所有，侵权必究！

图书在版编目（CIP）数据

世界卫生组织结核感染预防控制指南：2019 年更新版 / 世界卫生组织（WHO）原著；成君，张慧主译. — 北京：人民卫生出版社，2020.9
ISBN 978-7-117-30496-2

Ⅰ. ①世… Ⅱ. ①世… ②成… ③张… Ⅲ. ①结核病－预防（卫生）－指南②结核病－控制－指南 Ⅳ. ①R52-62

中国版本图书馆 CIP 数据核字（2020）第 182810 号

人卫智网	www.ipmph.com	医学教育、学术、考试、健康，购书智慧智能综合服务平台
人卫官网	www.pmph.com	人卫官方资讯发布平台

世界卫生组织结核感染预防控制指南
（2019 年更新版）
Shijie Weisheng Zuzhi Jiehe Ganran Yufang Kongzhi Zhinan
（2019 Nian Gengxin Ban）

主　　译：成　君　张　慧
出版发行：人民卫生出版社（中继线 010-59780011）
地　　址：北京市朝阳区潘家园南里 19 号
邮　　编：100021
E - mail：pmph @ pmph.com
购书热线：010-59787592　010-59787584　010-65264830
印　　刷：保定市中画美凯印刷有限公司
经　　销：新华书店
开　　本：710×1000　1/16　印张：5
字　　数：92 千字
版　　次：2020 年 9 月第 1 版
印　　次：2020 年 10 月第 1 次印刷
标准书号：ISBN 978-7-117-30496-2
定　　价：25.00 元

打击盗版举报电话：**010-59787491　E-mail：WQ @ pmph.com**
质量问题联系电话：**010-59787234　E-mail：zhiliang @ pmph.com**

译者前言

结核病是一种经由空气传播的慢性传染病，也是全球关注的重大公共卫生问题。我国是结核病的高负担国家，终止结核病的流行是实现"健康中国"的题中应有之义。实施感染预防控制措施可通过降低空气中的传染性飞沫核浓度、减少易感人群对于传染性气溶胶的暴露来降低结核分枝杆菌的传播风险，保护人民群众身体健康，降低结核病负担。

世界卫生组织于 2019 年发布了新的《结核感染预防控制指南》（以下简称《指南》），用于替代 2009 年版《指南》。新《指南》更加重视将各种感染预防控制措施作为一个干预包，强调实施系统的、综合的、不同层级的感染预防控制措施的重要性，从而加强感染预防控制，降低结核传播风险。新《指南》包含了适用于所有病种及卫生机构的基本感染原则和核心要素，特别针对结核病等空气传播疾病提出了三大感染控制干预措施：行政控制、环境控制和呼吸防护。该《指南》既适用于提供结核病诊疗的相关医疗卫生机构和疾病预防控制机构，也适用于综合医疗机构，还可用于老年人和精神病患者等长期护理机构、羁押场所、高校等人群聚集性场所。

感谢世界卫生组织授权翻译出版本《指南》，同时也衷心感谢为本《指南》翻译、审校、编辑和发行做出贡献和努力的各位同仁。由于译者水平有限，不能做到尽善尽美，译本中难免会有疏漏，恳请读者批评指正。

译者组

2020 年 5 月 20 日

目录

网络版附件

可通过以下网址获取网络版附件: https://www.who.int/tb/publications/2019/
guidelines-tuberculosis-infection-prevention-2019/en/

缩略语

ACH	每小时换气次数
AMR	抗微生物药物耐药性
CI	置信区间
DOI	利益声明
DR-TB	耐药结核病
DST	药物敏感试验
GNI	国民总收入
GRADE	推荐等级的评估、制定和评价
GUV	紫外线杀菌
HAI	医疗相关感染
HEPA filter	高效空气微粒过滤器
HIV	人类免疫缺陷病毒
IEC	信息、教育和交流
IGRA	γ-干扰素释放试验
IPC	感染预防控制
IRR	发病率比
LTBI	结核感染
M. tuberculosis	结核分枝杆菌
MDR-TB	耐多药结核病
ORS	比值比
PICO	人群、干预、对照和结果
SDG	可持续发展目标
RR	率比
TB	结核病
TST	结核菌素皮肤试验
USAID	美国国际发展署
UVC	紫外线 C 波段
UVGI	紫外线照射杀菌
WHO	世界卫生组织

术语表

术语	描述
一般性术语	
抗微生物药物耐药性（AMR）	抗感染药物效力的丧失，包括抗病毒、抗真菌、抗菌和抗寄生虫药物。
推荐等级的评估、制定和评价（GRADE）	一种在医药卫生领域中采用的评级方法，旨在克服现行分级系统的不足之处。更多相关信息请参见 GRADE 网站[1]。
综合医院	为患者或伤者提供内科或外科（或两者兼而有之）治疗和照护的医疗卫生机构。
一般人群	所有个体，没有指定任何特征。
医疗相关感染（HAI）	患者在医院或其他医疗卫生机构接受照护的过程中发生的感染，患者在入院时并未出现感染，也没有处于潜伏期。医疗相关感染也可能会在出院后出现，是与患者照护相关的最常见的不良事件。
医务人员	所有致力于增强健康工作的人员（见《2006 年世界卫生报告 - 通力合作、增进健康》第 1 章中的定义[2]）。
结核病患者的家庭接触者	与传染性结核病患者共同居住或曾经共同居住的人。
传染性	结核病通过携带结核分枝杆菌的飞沫核从结核病患者（通常是肺结核）向易感人群传播的可能性，例如患者咳嗽、打喷嚏或说话。
结核感染（LTBI）发生率	在一个特定时段内新发生结核感染的人数。
结核感染现患率	在某一特定时间点检测为结核感染的人数。
多模式策略	以整合的方式实施多个要素或组成部分（至少 3 个，通常是 5 个[3]），目的是改进结果和改变行为。这种策略常常会使用由多学科团队根据当地实际情况开发的工具（如工具包和核查清单）。

---

1 参见 http://www.gradeworkinggroup.org。

2 Health workers, in: The world health report. Geneva: World Health Organization; 2006（https://www.who.int/whr/2006/06_chap1_en.pdf，于 2018 年 12 月 18 日检索）。

3 Evidence-based care bundles. Institute for Healthcare Improvement；（http://www.ihi.org/topics/bundles/Pages/default.aspx，于 2018 年 12 月 18 日检索）。

续表

术语	描述
多模式策略	最常见的五个组成部分是系统的改变(提供适当的基础设施和用品,以保证感染预防控制措施达到最佳时间效果);医务人员和主要参与方(例如管理人员)的教育和培训;对基础设施、工作实践、过程和结果、数据反馈的监控;工作场所中的提醒或沟通;改变机构文化,以建立或加强安全的氛围[1]。
结核病发病率	特定年份内新发和复发的结核病(全部类型)患者数[2]。
结核病现患率	在某一特定时间点的结核病患者数(全部类型)[2]。

感染预防控制措施

术语	描述
感染预防控制措施的层级	结核病预防和控制包括一系列旨在将人群中的结核分枝杆菌传播风险降至最低的措施。业已证实,由行政控制、环境控制和呼吸防护组成的三级控制体系能降低和预防结核分枝杆菌传播和暴露的风险。
行政控制	行政控制是分级体系的第一层级,也是最重要的一个层级。这些管理措施旨在降低暴露于传染性结核病患者的风险。
环境控制	处于第二层级,是利用环境控制措施来预防传染性飞沫核的扩散并降低其浓度。
呼吸防护控制	第三层级是呼吸防护控制措施的采用,具体包括在暴露于结核分枝杆菌的高危情形下使用个人防护设备。
机械通风	使用送风扇或排风扇(或两者兼而有之)产生通风,促使空气进入或离开房间。
混合模式通风	是一个机械通风和自然通风兼而有之的通风系统,让使用者可根据具体情况选择最合适的通风方式。
自然通风	利用自然力将室外空气引入并扩散或排出一个建筑物。这些力可以是风压,也可以是室内外空气密度差产生的压力[3]。
负压机械通风系统	是一种排风速率大于送风速率的机械通风系统,房间内的压力比周围区域低。

1 Guidelines on core components of infection prevention and control programmes at the national and acute health care facility level. Geneva: World Health Organization; 2016(http://www.who.int/gpsc/core-components.pdf,于 2018 年 12 月 18 日检索)。

2 Methods used by WHO to estimate the global burden of TB disease. Geneva: World Health Organization; 2018(https://www.who.int/tb/publications/global_report/gtbr2018_online_technical_appendix_global_disease_burden_estimation.pdf?ua=1,于 2018 年 12 月 18 日检索)。

3 Atkinson J, Chartier Y, Pessoa-Silva CL, Jensen P, Li Y, Seto W-H,(eds). Natural ventilation for infection control in health care settings. Geneva: World Health Organization; 2009(https://www.who.int/water_sanitation_health/publications/natural_.pdf,于 2018 年 12 月 18 日检索)。

续表

术语	描述
正压机械通风系统	是一种送风速率大于排风速率的机械通风系统,房间内的压力比周围区域高。
呼吸卫生或咳嗽礼仪	在呼吸、咳嗽或打喷嚏时捂住口鼻(例如戴外科口罩或纱布口罩,或用纸巾或袖子、弯曲的肘部或手盖住口部),以减少可能含有传染性粒子的呼吸道分泌物的扩散。
呼吸防护规划	一项旨在实现医务人员在结核分枝杆菌传播高风险场所中有效、持续使用颗粒物防护口罩的行动计划。计划包括活动细节、职责和时间表,以及使用的方法或资源。例如政策制定、医务人员的教育和培训、口罩适合性测试;口罩型号和尺寸的选择;开支预算;口罩采购;在高风险区域张贴标识,强制要求口罩的使用、监督和处置等。
呼吸分离/隔离	这一措施旨在降低或消除结核分枝杆菌从传染性患者传播给医务人员到到医疗卫生机构寻求医疗服务的人员的风险,包括使用单独的房间或指定区域,或合理制定医疗照护流程。
分诊	在结核预防控制工作中,分诊是一套简单的初步干预系统,用于识别到医疗卫生机构寻求医疗服务、有结核病体征或症状的人员。采用分诊可实现结核病诊断结果的快速追踪,以便在必要时采取进一步的隔离或其他防范措施,使结核分枝杆菌的传播风险降至最低。
通风	通风可为建筑物或房间提供室外空气,并使空气在建筑物内扩散。通风的目的是用洁净的空气稀释建筑物内的污染物,并以特定的速率来置换空气,提供清洁的空气。通风也用于气味控制、烟气控制和气候控制(即温度和相对湿度)。通风也可用于保持压差,以防止污染物向房间外扩散或防止污染物进入房间。
结核分枝杆菌的传播	
结核分枝杆菌空气传播	气溶胶里的结核分枝杆菌的传播是由飞沫核的播散引起的,这些飞沫核在空气中可以长时间和长距离的悬浮,并保持传染性。
传染性结核病患者	指已确诊或尚未被发现的肺结核患者,其在咳嗽、打喷嚏、说话或进行任何其他呼吸动作时,可传播含结核分枝杆菌的传染性飞沫核。
飞沫核	是直径小于5μm、干涸的飞沫残留物。 当患有肺结核或喉结核的人咳嗽、打喷嚏、喊叫或唱歌时,会产生呼吸性飞沫。在呼吸性飞沫沉降之前,可以干涸变成很小、很轻的飞沫核,可在空气中长时间漂浮,并扩散至整个室内空间。 与飞沫核相比,飞沫直径通常超过5μm。飞沫比飞沫核沉降得快,吸入时不会到达肺泡。

续表

术语	描述
疑似结核病患者	具有活动性结核病症状或体征的人。
结核分枝杆菌传播风险	指将结核分枝杆菌传播给另一个人的可能性。传播风险可能受下列因素影响：与源病例接触的频率、接触的密切程度和时长、呼吸防护情况、环境因素（例如稀释、通风和其他空气消毒）、源病例的传染性和暴露人员的免疫状况。
结核病患者	指被诊断为活动性结核病（肺结核或肺外结核）的人。
结核病症状	活动性肺结核的一般表现包括咳嗽 2 周以上、咳痰（有时咯血）、胸痛、乏力、食欲下降、体重减轻、发热和盗汗。
感染预防控制设备	
空气净化器	是一种便携式的室内电子装置，用于移除、灭活或破坏循环空气中潜在的有害颗粒。
紫外线杀菌（GUV）	紫外线杀菌是紫外线照射杀菌（参见 UVGI）的现代术语。将"照射"（I）一词从缩写中删除，以免终端用户担心紫外线杀菌里含有电离辐射，紫外线杀菌时并无电离辐射。
紫外线杀菌装置或紫外线杀菌灯	是一种可将一个或多个来源的紫外线发散出去的装置。它不包含紫外线源本身，但包含安全有效运行所必需的全部部件，以及连接紫外线源和电源的设施[1]。
颗粒物防护口罩（N95 或 FFP2）	是一种特殊的、紧密贴合面部的口罩，可过滤掉微粒，以保护佩戴者不吸入传染性飞沫核。 N95 口罩可过滤掉至少 95% 的 0.3μm 的非油性颗粒。"N"表示口罩不耐油，"95"表示过滤效率为 95%。 FFP2 口罩可过滤掉至少 94% 的 0.4μm 的固体颗粒，不管是油性颗粒还是非油性颗粒。 ［N95 口罩的性能由美国疾病预防控制中心国家职业安全与健康研究所（NIOSH）核准。FFP2 口罩的性能必须符合欧洲制定的基本健康和安全要求，即"符合欧洲标准"（CE）。］
循环空气过滤	是适用于封闭空间、建筑物、航空器和交通工具的通风系统，它将外部空气和循环空气按不同比例混合、调节，并过滤，然后将空气再送入封闭空间。
口罩适合性测试	是一种检验口罩是否适合佩戴者的测试程序，使外界空气尽可能少地进入佩戴者的呼吸道。定性适合性测试采用的试剂，可引起佩戴者味觉、嗅觉的反应或不由自主的咳嗽（刺激性烟雾），也可以通过仪器进行定量检测。定性适合性测试可使用环境气溶胶或人工生成的氯化钠气溶胶，定量适合性测试则测量口罩内外的气溶胶浓度。

---

1 International lighting vocabulary（CIE S 017/E: 2011）. International Commission on Illumination; 2011（http://www.cie.co.at/publications/international-lighting-vocabulary，于 2018 年 12 月 18 日检索）。

续表

术语	描述
紫外线照射杀菌（UVGI）	指使用 C 波段紫外线（UVC）来杀死或灭活微生物。杀菌的紫外线由杀菌灯产生，能够杀死或灭活空气中或物体表面的微生物。低压汞汽灯能产生 C 波段紫外线。
上层空间紫外线杀菌	是一种只在房间里人员头顶上方空间产生高水平的 C 波段紫外线、同时使房间下部或人员所在区域的 C 波段紫外线暴露水平最小化的装置。
干预场所	
社区场所	指在医疗卫生工作中，在居住地或居住地附近提供旨在维持、保护和改善健康状况的干预措施的场所（如社区层面的初级卫生保健机构或其他医疗卫生机构）。
人群聚集场所	是人群近距离居住的各类场所（非医疗卫生机构）的统称，包括羁押场所（监狱和拘留所）、无家可归者庇护所、难民营、军营、收容所、宿舍和疗养院等。
医疗卫生机构	指在现场为照护患者提供直接医疗卫生服务的机构（公立或私立）。
医疗卫生场所	提供医疗卫生服务的场所（如医院、门诊诊所或家里）。
住院医疗场所	指一种类型的医疗卫生机构，在这里患者需入院并分配床位，以接受诊断、治疗和照护，并至少停留一个夜晚。
门诊医疗场所	指一种类型的医疗卫生机构，患者在此接受诊断、治疗和照护，但不能在此过夜（如诊所或防治机构）。
结核分枝杆菌传播高风险场所	指未被发现或未被诊断的活动性结核病患者或传染性结核病患者所在的场所，以及结核分枝杆菌传播风险高的场所（见上文）。未经治疗（例如诊断前）或接受不合理治疗（例如使用一线药物治疗未诊断的耐药结核病）的结核病患者具有很高的传染性。产生气溶胶的操作（如支气管镜检或痰诱导）和高危人群（如免疫功能低下者）的存在会增加传播的风险。
分层参数	
高负担国家	指估算的新发病例绝对数大和发病率高的国家。世界卫生组织制定了三个清单：一是结核病高负担，二是耐多药结核病高负担，三是结核分枝杆菌／艾滋病病毒双重感染高负担[1]。

---

[1] Use of high burden country lists for TB by WHO in the post-2015 era. Geneva: World Health Organization；2015（https://www.who.int/tb/publications/global_report/high_tb_burdencountrylists2016-2020summary.pdf，accessed 18 December 2018）.

续表

术语	描述
结核病高负担国家	指估算新发结核病病例数最多的 20 个国家和除此之外的估算结核病发病率最高的 10 个国家（阈值：每年新发结核病病例估算数 >10 000 例）[1]。
耐多药结核病高负担国家	指估算新发耐多药结核病病例数最多的 20 个国家和除此之外的估算耐多药结核病发病率最高的 10 个国家（阈值：每年新发耐多药结核病病例估算数 >1 000 例）[1]。
结核分枝杆菌 / 艾滋病病毒双重感染高负担国家	指估算新发结核分枝杆菌 / 艾滋病病毒双重感染病例数最多的 20 个国家和除此之外的估算结核分枝杆菌 / 艾滋病病毒双重感染发病率最高的 10 个国家（阈值：每年新发结核分枝杆菌 / 艾滋病病毒双重感染病例估算数 >10 000 例）[1]。
高收入国家	采用世界银行的定义，指 2016 年人均国民总收入（GNI）≥12 236 美元的国家。使用 Atlas 方法计算[2]。
结核病高负担地区	指结核病负担高的国家或地区（结核病发病率 >100/10 万）[3]。中低收入国家大多符合这一定义。
中低收入国家	采用世界银行的定义，指 2016 年人均国民总收入（GNI）不足 12 235 美元的国家（使用 Atlas 方法计算[2]），包括低收入国家（人均国民总收入 <1 005 美元）；中等偏低收入国家（人均国民总收入在 1 006 美元和 3 955 美元之间）和中等偏高收入国家（人均国民总收入在 3 956 美元和 12 235 美元之间）。
结核病低负担地区	指结核病负担低的国家或地区（结核病发病率 <100/10 万）[3]。高收入国家大多符合这一定义。

1　Use of high burden country lists for TB by WHO in the post-2015 era. Geneva: World Health Organization; 2015（https://www.who.int/tb/publications/global_report/high_tb_burdencountrylists2016-2020summary. pdf, accessed 18 December 2018）.

2　The World Bank Atlas method: detailed methodology. Washington，DC: The World Bank；（https:// datahelpdesk.worldbank. org/knowledgebase/articles/378832-the-world-bank-atlas-method-detailed-methodology，accessed 18 December 2018）.

3　Clancy L，Rieder HL，Enarson DA，Spinaci S. Tuberculosis elimination in the countries of Europe and other industrialized countries. Eur Respir J. 1991；4（10）：1288-95（https://erj.ersjournals.com/content/4/10/1288，accessed 18 December 2018）.

致谢

世界卫生组织（WHO）控制结核司非常感谢众多专家和机构（名单见附件1）为制定本《指南》所做出的贡献。

《指南》制定工作组

感谢众多国际相关利益方在《指南》制定过程中所提供的反馈和推荐，以及为提出《指南》中的推荐所做出的额外贡献。以下人员是《指南》制定工作组的成员：Sujata Baveja、Andra Cīrule、Adrian Roderick（Rod）Escombe、Paul Arthur Jensen、成君、Timpiyian Leseni、Shaheen Mehtar、Lindiwe Mvusi、Edward Anthony Nardell、Nguyen Viet Nhung、Isabel Milagros Ochoa-Delgado、Claude Rutanga、Amal Salah Eldin Hassan、Rohit Sarin、Charles Ssonko、Sabira Tahseen、Carrie Tudor 和 Grigory V. Volchenkov。特别感谢 Holger Schünemann 提供方法学上的指导，同时主持了技术咨询会议和《指南》制定工作组面对面会议。

外部评议工作组

感谢外部评议工作组。以下成员对《指南》文件开展了同行评议，并提出了宝贵的意见：Charles Daley、Nii Nortey Hanson-Nortey、Ingrid Schoeman、Philipp du Cros、Marieke van der Werf 和 Helen Cox。

系统综述团队

感谢本《指南》中所采用的系统综述的作者，感谢他们为《指南》准备和更新所提供的帮助和合作：伦敦卫生与热带医学院的 Katherine Fielding、Meghann Gregg、Rebecca Harris、Aaron Karat 和 David Moore；悉尼大学的 Greg Fox、Lisa Redwood、Wai Lai Chang 和 Jennifer Ho。

外部合作伙伴和观察员

感谢以下专家和合作伙伴参加了《指南》制定工作组会议：Sevim Ahmedov

（美国国际开发署——USAID）、Jean-Paul Janssens（国际医院联合会）、Kedibone Mdolo（南非民主照护组织）、Mohamed Yassin（抗击艾滋病、结核病和疟疾全球基金）、Draurio Barreira（国际药品采购机制）和 Wayne van Gemert（全球药物基金）。Thomas W. Piggott（麦克马斯特大学）和 Richard L. Vincent（西奈山伊坎医学院）提供了技术资源支持。

世界卫生组织《指南》制定指导工作组

本《指南》的相关工作由 Fuad Mirzayev（世界卫生组织控制结核司）负责监督。世界卫生组织《指南》制定指导工作组以下成员也做出了贡献，包括 Annabel Baddeley（世界卫生组织控制结核司）、Dennis Falzon（世界卫生组织控制结核司）、Christopher Gilpin（世界卫生组织控制结核司）、Lice González-Angulo（世界卫生组织控制结核司）、Ernesto Jaramillo（世界卫生组织控制结核司）、Linh Nhat Nguyen（世界卫生组织控制结核司）、Nizam Damani（世界卫生组织服务提供和安全司）、Andreas Alois Reis（世界卫生组织研究、伦理和知识管理司）、Kefas Samson（世界卫生组织控制结核司）、Satvinder（Vindi）Singh（世界卫生组织艾滋病司）和 Matteo Zignol（世界卫生组织控制结核司）。Karin Weyer（世界卫生组织控制结核司）负责总体协调。

在 Karin Weyer 的总体指导和领导、世界卫生组织控制结核司司长 Tereza Kasaeva 的指导下，Fuad Mirzayev 和 Lice González-Angulo 起草了本《指南》。

澳大利亚 Cadman 编辑服务的 Hilary Cadman 为本《指南》提供了技术编辑。

经费支持

非常感谢美国国际开发署通过 USAID-WHO 整合项目 US-2016–0961 提供的经费支持。该资助机构的意见并没有影响本《指南》的制定过程和内容。

利益声明

为符合世界卫生组织的规则和条例，本《指南》的所有外部贡献者都在受邀参与《指南》制定时以书面形式声明了所有利益冲突（涉及经济、学术或知识方面）。《指南》制定工作组和外部评议工作组的所有成员、开展系统综述的专家及参与这一过程的其他技术专家均填写并提交了世界卫生组织利益声明（DOI）表格。所有专家都被要求在《指南》制定过程中有任何相关利益变化均需告知技术负责人，以便据此对利益冲突进行更新和重新审查。根据世界卫生组织的规则，《指南》制定过程的目标和《指南》制定工作组的组成（包括成员简历）都已在会议前公布[1]。该公告的目的是让公众对可能被忽视的或早期评估中未被报告的任何利益冲突发表意见。

在世界卫生组织《指南》制定指导委员会的协调和世界卫生组织合规和风险管理与伦理办公室的指导下，评估期间所有被证实的和披露的利益冲突都已进行了讨论和处理。

在《指南》制定工作组面对面会议上，所有外部贡献者被再次要求说明任何新的可能影响其中立性的利益冲突。

《指南》制定工作组的以下成员声明没有利益冲突：Sujata Baveja、Andra Cīrule、Rod Escombe、Paul Jensen、Timpiyian Leseni、Shaheen Mehtar、Lindiwe Mvusi、Edward Nardell、Nguyen Viet Nhung、Isabel Ochoa-Delgado、Rohit Sarin、Holger Schünemann、Charles Ssonko、Sabira Tahseen 和 Grigory V. Volchenkov。三名成员声明他们通过开展培训活动或为本次会议提供咨询服务获得了报酬。一名成员报告因开展与本《指南》推荐无关的工作而获得经济利益。外部评审工作组的下列成员声明没有与本次会议相关的利益冲突：Helen Cox、Philipp du Cros、Nii Nortey Hanson-Nortey 和 Kitty van Weezenbeek。Marieke van der Werf 没有填写世界卫生组织利益声明表格，因为她是作为欧洲疾病预防控制中心的代表参与同行评议的。另外两名成

---

1 Tuberculosis infection control. Geneva: World Health Organization；（https://www.who.int/tb/areas-of-work/preventive-care/infection-control/en/，于 2018 年 12 月 18 日检索）。

员声明有经济利益。系统综述团队的下列五名成员声明没有利益冲突：Wai Lai Chang、Katherine Fielding、Jennifer Ho、Aaron Karat 和 Lisa Redwood。Meghann Gregg 和 Rebecca Harris 声明他们从制药公司获得工作酬金，但这些工作与结核病无关。Greg Fox 声明从企业获得现金支持参加过一个会议。David Moore 声明了被认为不重要的其他利益。

利益声明表格中的详细信息及其处理见附件2。

如何使用本《指南》

本《指南》制定的目的是在可持续发展目标（SDGs）和世界卫生组织（WHO）"终止结核病"策略的全球目标框架中，为结核感染预防控制（IPC）提供最新的循证推荐。感染预防控制的概念和实践涵盖一系列广泛的、实用的和循证的方法，以防止社区人群受到由可避免的感染所带来的伤害，预防医疗相关感染，落实实验室生物安全，减少抗微生物药物耐药性的扩散。感染预防控制的概念贯穿于本《指南》，在本文中指的是一整套干预措施，旨在将医疗卫生机构和其他场所中的结核分枝杆菌传播风险降至最低。

本《指南》中提出的推荐是基于对具体干预措施效果的最新评估，其中包括《指南》制定工作组在一年中进行的广泛审议。鉴于此，本《指南》中的推荐将替代 2009 年《世界卫生组织医疗卫生机构、人员聚集场所和家庭结核感染控制政策》[1]。

本《指南》提出的干预措施并不是新的措施，与世界卫生组织先前《指南》中的措施相同 [1]；但本《指南》侧重于一整套的干预包。本《指南》仍然强调有必要将感染控制措施作为一种系统而复合的方法分层级实施，以加强感染预防控制工作力度、降低结核分枝杆菌传播风险。本《指南》特别指出，应将感染预防控制的核心内容 [2] 作为一套基本要素（即：核心要素）或感染预防控制的最低标准，在各级各类医疗卫生机构和场所去落实，以确保感染预防控制活动和实践能够有效、高效地开展。

本《指南》包含 7 个主要章节和一系列附件 [3]，还有一个"概要"列举了推

1　WHO policy on TB infection control in health-care facilities，congregate settings and households（WHO/HTM/TB/2009.419）. Geneva: World Health Organization；2009（http://apps.who.int/iris/bitstream/handle/10665/44148/9789241598323_eng.pdf?sequence=1，于 2018 年 12 月 18 日检索）。

2　Guidelines on core components of infection prevention and control programmes at the national and acute health care facility level. Geneva: World Health Organization；2016（http://www.who.int/gpsc/core-components.pdf，于 2018 年 12 月 18 日检索）。

3　附件中包含《指南》制定工作组会议的与会者完整清单、利益关系声明汇总、补充性的系统综述（旨在描述特定高危人群发生结核感染或进展为结核病的风险）概述，以及治疗对传染性的影响的简要描述。

荐。第 1 章概述了制定本《指南》的理由、目的和目标受众。第 2 章介绍了世界卫生组织的政策性推荐、证据汇总，提出推荐的理由和每项干预措施实施方面的具体考虑。第 3 章旨在帮助国家行政机构和决策者了解并采纳感染预防控制规划的核心要素，以建立和有效落实感染预防控制规划和实践。第 4 章描述了根据世界卫生组织标准程序来制定《指南》的方法。第 5 至 7 章概述了《指南》制定工作组的判断过程，并强调了当前研究需要关注的内容，以便更好地指导制定未来的推荐。这些章节还概述了本《指南》的出版和传播程序。

附件 3 总结了补充性的系统综述，用以描述特定高危人群（医务人员、结核病患者家庭内成员或聚集场所人员）与一般人群相比发生结核感染和进展为结核病的风险（背景问题 1 和 2）。还简要描述了治疗对传染性的影响（背景问题 3）。

如前所述，每项推荐所述的干预措施并不应当作单独的干预措施分别实施；相反，应当将它们视为一整套感染预防控制措施包。为了正确实施本《指南》，所有推荐都应连同该推荐所附带的说明和在实施方面的考虑事项一起解读。

概要

在全球范围内，结核病仍然是单一传染性微生物致死的最重要的原因[1]。尽管最近数十年全球防控结核病的力度不断加大，但基础条件的差距和不足却削弱了防控的效果，这一点在资源有限地区和疾病高负担地区尤为明显。由于疾病预防和管理措施及提供的服务得到不断改善，世界卫生组织（WHO）估计，从 2000—2017 年，全球避免了近 5 400 万例结核病相关死亡病例。尽管如此，每年仍有近 1 000 万人罹患结核病[1]。

终止全球结核病是 2015—2030 年全球"可持续发展目标"（SDGs）[2] 的目标之一。为此，2014 年世界卫生大会（World Health Assembly）通过了"世界卫生组织终止结核病策略"（WHO End TB Strategy）[3]，提出到 2030 年结核病死亡数减少 90%、结核病发病率降低 80%。该策略强调需要采取所有的结核病预防方法，包括在医疗卫生机构和其他结核分枝杆菌传播高风险场所采取感染预防控制（IPC）措施。实施感染预防控制措施极为重要，可通过降低空气中的传染性飞沫核浓度、减少易感人群对于传染性气溶胶的暴露来降低结核分枝杆菌的传播风险。

世界卫生组织关于结核感染预防控制的推荐最先主要用于降低资源有限地区医疗卫生机构内结核病的传播风险[4,5]。这些推荐于 2009 年进一步扩展

1　Global tuberculosis report 2018（WHO/CDS/ TB/2018.20）. Geneva: World Health Organization）; 2018（http://apps.who.int/iris/bitstream/handle/10665/274453/9789241565646-eng.pdf?ua=1，于 2018 年 12 月 18 日检索）。

2　2015 年 9 月，世界各国领导人通过了可持续发展目标，作为新的可持续发展议程的一部分，以消除贫困、保护地球和确保所有人的福祉。更多信息请访问：https://www.un.org/sustainabledevelopment/development-agenda/。

3　"终止结核病策略"提供了一个全球结核病战略框架，并设定了将结核病死亡数减少 95%、结核病发病率降低 90% 和防止出现因结核病造成灾难性支出的家庭的目标。更多信息请访问：http://www.who.int/tb/strategy/End_TB_Strategy.pdf?ua=1。

4　Guidelines for the prevention of tuberculosis in health care facilities in resource-limited settings（WHO/CDS/TB/99.269）. Geneva: World Health Organization; 1999（http://www.who.int/tb/publications/who_tb_99_269.pdf?ua=1，于 2018 年 12 月 18 日检索）。

5　Tuberculosis infection-control in the era of expanding HIV care and treatment – addendum to WHO guidelines for the prevention of tuberculosis in health care facilities in resource-limited settings. Geneva: World Health Organization（WHO）; 1999（http://apps.who.int/iris/bitstream/handle/10665/66400/WHO_TB_99.269_ADD_eng.pdf?sequence=2，于 2018 年 12 月 18 日检索）。

到其他医疗卫生机构、人群聚集场所和结核病患者家庭[1]。2009 年版《指南》已发布近 10 年，需要对其进行更新，以重新评估推荐新的研究证据，完善推荐，并将其核心要素与整体的感染预防控制规划进行整合。更新的《指南》也强调了系统化、有的放矢地实施感染预防控制措施的重要性，优先考虑感染预防控制措施的层级。因此，本《指南》所描述的干预措施不应该被个体化实施，也不应该与其他行政控制措施、环境控制措施和个人防护措施脱离开来。相反，这些措施必须被整合进感染预防控制干预包中，以预防结核分枝杆菌的传播。

本《指南》并不是试图建立一套独立的结核感染预防控制规划；相反，本《指南》强调在各级各类医疗机构和结核分枝杆菌传播风险高的非医疗卫生机构中建立综合、协调良好的多部门联合开展结核感染控制的重要性。因此，本《指南》的首要步骤是列出了对所有感染预防控制规划的建立和有效落实至关重要的通用性推荐和良好的实践。感染预防控制规划的这些核心要素[2]构成了世界卫生组织战略的一个关键部分，以防范当前和未来的威胁，加强卫生服务的弹性，帮助预防包括结核病在内的医疗相关感染，防治抗微生物药物耐药。

本《指南》的目标受众包括：国家和地方的政策制定者，一线医务人员，结核病防治规划、艾滋病防治规划、高发非传染性疾病防治规划的管理者，医院住院部和门诊部感染预防控制管理人员，人群聚集场所和羁押场所管理者，职业健康官员和结核病防治的其他利益相关方。

本《指南》旨在为结核病防治临床和规划管理的过程中预防结核分枝杆菌传播提供最新的、有证据支持的公共卫生推荐，帮助各国加强或建立可靠的、因地制宜的、有效的感染预防控制规划，以实现"终止结核病策略"的目标。

本《指南》将替代 2009 年发布的《世界卫生组织医疗卫生机构、人员聚集场所和家庭结核感染控制政策》[3]。

《指南》制定方法

本《指南》按照《世界卫生组织〈指南〉制定手册》（WHO handbook for

1 WHO policy on TB infection control in health-care facilities, congregate settings and households（WHO/HTM/TB/2009.419）. Geneva: World Health Organization; 2009（http://apps.who.int/iris/bitstream/handle/10665/44148/9789241598323_eng.pdf?sequence=1, 于2018 年 12 月 18 日检索）。

2 Guidelines on core components of infection prevention and control programmes at the national and acute health care facility level. Geneva: World Health Organization; 2016（http://www.who.int/gpsc/core-components.pdf, 于2018 年 12 月 18 日检索）。

3 WHO policy on TB infection control in health-care facilities, congregate settings and households（WHO/HTM/TB/2009.419）. Geneva: World Health Organization（WHO）; 2009（http://apps.who.int/iris/bitstream/handle/10665/44148/9789241598323_eng.pdf?sequence=1, 于2018 年 12 月 18 日检索）。

guideline development)[1] 中要求的程序进行制定,采用"推荐等级的评估、制定和评价"(GRADE)方法验证提出的推荐所参考的证据的信度。由各国专家组成的世界卫生组织《指南》制定工作组在《指南》制定过程中为世界卫生组织提供技术咨询,就《指南》所涉及的领域提出建议,并协助世界卫生组织指导工作组(WHO Steering Group)确立关键性的问题。《指南》制定中共提出 3 个背景问题和 4 个 PICO(人群、干预、对照和结果)问题。《指南》的制定还参考了系统性证据回顾的结果,总结为 7 条感染预防控制政策性推荐。

为确保这些推荐被正确的理解并应用于工作实践,《指南》正文中每条推荐的相应部分都列出了补充说明和在实施方面的考虑。以下是 7 项推荐。

推荐汇总

行政控制

推荐 1: 对具有结核病体征和可疑症状的人员或结核病患者进行及时分诊,减少结核分枝杆菌向医务人员(包括社区医务人员)、进入医疗卫生机构内的人员或处于高传播风险场所的其他人员的传播。(有条件的推荐:基于对效果估计的低确定性)

推荐 2: 对疑似结核病患者或传染性结核病患者采取呼吸分离 / 隔离措施,减少结核分枝杆菌向医务人员和进入医疗卫生机构内的其他人员的传播。(有条件的推荐:基于对效果估计的低确定性)

推荐 3: 对结核病患者尽早开始有效治疗,减少结核分枝杆菌向医务人员、进入医疗卫生机构内的人员或处于高传播风险场所的其他人员的传播。(强烈推荐:基于对效果估计的低确定性)

推荐 4: 在疑似结核病患者或确诊的结核病患者中倡导呼吸卫生(包括咳嗽礼仪),减少结核分枝杆菌向医务人员、进入医疗卫生机构内的人员或处于高传播风险场所的其他人员的传播。(强烈推荐:基于对效果估计的低确定性)

环境控制

推荐 5: 使用上层空间紫外线杀菌装置,减少结核分枝杆菌向医务人员、

---

1 WHO handbook for guideline development(second edition). Geneva: World Health Organization (WHO). 2014(http://apps.who.int/iris/bitstream/10665/145714/1/9789241548960_eng.pdf,于 2018 年 12 月 18 日检索)。

进入医疗卫生机构内的人员或处于高传播风险场所的其他人员的传播。（有条件的推荐：基于对效果估计的中等确定性）

推荐 6：使用通风系统（包括自然通风、混合模式通风、机械通风和通过高效微粒空气过滤器的循环风），减少结核分枝杆菌向医务人员、进入医疗卫生机构内的人员或处于高传播风险场所的其他人员的传播。（有条件的推荐：基于对效果估计的低确定性）

呼吸防护

推荐 7：在呼吸防护规划的整体框架下，采用医用防护口罩（颗粒物防护口罩）减少结核分枝杆菌向医务人员、进入医疗卫生机构内的人员或处于高传播风险场所的其他人员的传播。（有条件的推荐：基于对效果估计的低确定性）

1 前言

结核病仍然是全球健康的主要威胁，每年有 1 000 多万的新发病例，其中报告的病例数不足 2/3[1]。尽管全球结核病死亡数在 2000—2017 年间下降了42%，但全球结核病发病率年递降率仅为 1.5%[1]，需要采取行动，以加速实现"终止结核病"这一全球里程碑的进程[2]。结核病可以影响每个人，但某些特殊群体有更高的结核感染和发病风险，这些人群包括艾滋病病毒感染者、医务人员和在其他结核传播高风险场所中的人群。例如，全球结核病数据显示，2017 年，艾滋病病毒感染者中估计有 92 万结核病病例，其中约 30 万人死于结核病 1。仅 60 个国家就报告了 9 299 例医务人员结核病病例，医疗相关的结核病登记率是一般人群的两倍。此外，15 岁以下儿童中约有 100 万新发结核病病例，这表明存在结核病在社区内传播。

公共卫生和结核病预防工作面临的一项日益严峻的挑战是耐药结核分枝杆菌的传播。初步证据表明，耐药菌株的传播性有所降低。然而，目前非常清楚的是，耐药菌传播引起的原发性耐药（与获得性耐药相比）是耐药结核病（DR-TB）全球流行的主要原因[3,4]。

阻断结核分枝杆菌的传播对于实现"终止结核病"的全球目标至关重要。因此，需要实施干预以快速查明源病例，通过降低空气中传染性颗粒的浓度、减少易感人群的暴露时间来阻断人际传播。这些原则构成了有效的感染预防控制工作的基础。

初步的实施结核感染预防控制的全球推荐于 1999—2009 年间发布[5~7]。这些推荐的产生是源于结核病疫情的复燃和多种推动疫情发展的因素，如艾滋病病毒感染的流行、中低收入国家卫生系统的不健全、非传染性疾病发病率的上升[8,9]及耐药结核病的出现。尽管实施感染预防控制措施可以降低结核分枝杆菌传播的风险[10~12]，且会为实施方尤其是资源有限地区的实施方带来潜在的益处和良好的影响，但这些措施并没有在日常工作中得到系统性的实施。此外，关于结核感染预防控制的实践及其效果证据仍然稀缺，迄今为

---

1 在国际疾病分类（ICD-10）中，艾滋病病毒阳性患者中的结核病死亡被列为艾滋病病毒相关死亡。

止，尚无数据可用于评估全球感染预防控制措施的实施进展，包括在结核病高负担地区。

2009 年发布了《世界卫生组织医疗卫生机构、人群聚集场所和患者家庭结核感染控制政策》[7]，是时候重新评估证据并更新《指南》了。

同时，基于用户的需求，本《指南》强调了结核病防治临床和规划管理中感染预防控制实施方面的差距（见下文"修订汇总表"），也整合了世界卫生组织在感染预防控制规划总体框架下的现有推荐。因此，本《指南》纳入了世界卫生组织于 2016 年发布的《国家和急症医疗卫生机构感染预防控制规划核心要素指南》（Guidelines on core components of infection prevention and control programmes at the national and acute health care facility level）中的推荐[13]。这些核心要素的制定最初源于成员国的需求，他们希望能够从国家层面和机构层面上增强感染预防控制的整体能力，以实现更有弹性的医疗卫生体系。将这些核心要素纳入本《指南》，为最终采纳一些特定的核心要素奠定了基础，而这些核心要素对在卫生保健规划内有效实施感染预防控制措施至关重要。

《指南》的范围

本《指南》侧重于降低结核分枝杆菌传播风险的一整套干预措施，用以替代 2009 年版《指南》中的推荐[7]。总体而言，这些推荐涵盖医疗卫生系统和医疗卫生系统之外的其他群体。同时，在可能的情况下，还提供了特别说明和注意事项，以强调在医疗卫生机构和其他非医疗卫生场所（如人员聚集场所、社区和家庭）内实施这些推荐的具体区域或程序。

本《指南》并没有专门针对家庭环境提出干预措施，因为没有符合进行这一系统评价标准的可用的证据。不过，在描述实施中的注意事项时提及了和家庭有关的注意事项（如呼吸卫生和呼吸防护）。同样，本《指南》也未涵盖结核病实验室生物安全，因为已有相关专门的手册[14, 15]。对于降低结核分枝杆菌感染者的结核病风险至关重要的策略——预防性治疗，也已在 2018 年《结核潜伏感染规划管理更新综合指南》[16]中进行了描述。

目的

制定本《指南》的目的是为在结核病防治临床和规划管理工作中预防结核分枝杆菌传播提供更新后的循证推荐，帮助各国强化或建立可靠的、适合本国实际的、有效的感染预防控制规划。

我们期望本《指南》能为各成员国制定国家和地方政策构筑基础。有效落实本《指南》将有助于在未来若干年内减少结核病病例数和死亡数,从而有助于实现"终止结核病策略"。

目标受众

本《指南》提出的推荐旨在为国家和地方制定感染预防控制政策和方案提供结核感染预防控制的干预措施和活动。因此,目标受众包括:国家和省级政策制定者,包括结核病、艾滋病和其他疾病防治规划的卫生系统管理者,感染预防控制服务提供者,提供门诊和(或)住院服务的医疗机构,感染预防控制和质量控制规划相关协会,人群聚集场所和羁押场所管理者,职业健康官员及其他的利益相关方。

本《指南》的实施,不仅需要国家结核病防治规划部门的参与,还需要采用跨学科、多部门和多层级的方法,以确保这些推荐在可能发生结核分枝杆菌传播的场所能被恰当地应用。

指导原则

☐ 有效的感染预防控制措施是确保卫生服务提供质量的重要部分,以实现以人为本的、综合的全民健康覆盖。

☐ 本《指南》基于一种公共卫生方针,旨在加强循证的感染预防控制干预措施(包括基于传播的预防措施)的采纳和实施,这些推荐应被视为感染预防控制工作的最低标准。

☐ 落实本《指南》需要清楚感染预防控制三个层级之间的相互关系,尤其要重视行政控制措施的实施,应将其视为降低结核分枝杆菌传播风险的基础。

☐ 在落实这些推荐的同时,还需要努力[a]促进和保障所有患者及其所在社区的群众和医务人员的权益。

a Ethics guidance for the implementation of the End TB strategy(WHO/HTM/TB/2017.07). Geneva: World Health Organization;2017(http://apps.who.int/iris/bitstream/handle/10665/254820/9789241512114-eng.pdf?sequence=1,于2018年12月18日检索)。

2009 年《指南》和 2019 年《指南》中循证推荐的修订汇总

适用层级	世界卫生组织医疗卫生机构、人群聚集场所和家庭结核感染控制政策，2009	世界卫生组织结核感染预防控制指南，2019
国家级和省级	**活动 1**：确立和加强结核感染控制协调机构，制定有预算的综合计划，其中应包含在各级实施结核感染控制所需的人力资源。 **活动 2**：确保医疗卫生机构设计、建造、改建和使用的合理。 **活动 3**：在医务人员中开展结核病监测，并在各级医疗卫生系统和人群聚集场所开展评估。 **活动 4**：增强结核感染控制的倡导、交流和社会动员（ACSM），包括民间社会的参与。 **活动 5**：监测和评估各项结核感染控制措施的实施。 **活动 6**：开展实施性研究。	2019 年《指南》更新版采纳了《国家和急症医疗卫生机构感染预防控制规划核心要素指南》的主要内容，并整合了 2016 年世界卫生组织服务提供与安全司提出的、经各方认可的循证推荐和良好实践。本《指南》还采纳了上述文件提出的国家和省级活动，并与核心要素保持一致，以便为感染预防控制工作的实施提供更广泛的卫生系统框架。
医疗卫生机构	**控制 7**：在医疗卫生机构水平实施一系列的结核感染控制管理活动。	与《国家和急症医疗卫生机构感染预防控制规划核心要素指南》保持一致[13]。
	控制 8：(8a) 快速识别有结核病症状的人（分诊），(8b) 将传染性患者与其他人分开，(8c) 控制病菌的扩散（咳嗽礼仪和呼吸卫生），(8d) 尽量缩短在医疗卫生机构停留的时间。	**推荐 1：分诊** 对具有结核病体征和可疑症状的人员或结核病患者及时进行分诊，减少结核分枝杆菌向医务人员（包括社区医务人员）、进入医疗卫生机构内的人员或处于高传播风险场所的其他人员的传播。 **推荐 2：呼吸分离 / 隔离** 对疑似结核病患者或传染性结核病患者采取呼吸分离 / 隔离措施，减少结核分枝杆菌向医务人员和进入医疗卫生机构内的其他人员的传播。 **推荐 3：尽早开始有效治疗** 推荐开展快速诊断，对结核病患者尽早开始有效治疗，减少结核分枝杆菌向医务人员、进入医疗卫生机构内的人员或处于高传播风险场所的其他人员的传播。

续表

适用层级	世界卫生组织医疗卫生机构、人群聚集场所和家庭结核感染控制政策，2009	世界卫生组织结核感染预防控制指南，2019
医疗卫生机构		**推荐4：呼吸卫生（包括咳嗽礼仪）** 在疑似结核病患者或确诊的结核病患者中倡导呼吸卫生（包括咳嗽礼仪），减少结核分枝杆菌向医务人员、进入医疗卫生机构内的人员或处于高传播风险场所的其他人员的传播。
	控制9：为医务人员提供一整套预防和照护干预措施，包括艾滋病预防、抗逆转录病毒治疗和开展艾滋病病毒阳性医务人员的异烟肼预防治疗。	本指南删掉了预防性治疗，因为在世界卫生组织结核潜伏感染和艾滋病相关推荐中已有相关描述[a,b]。
	控制10：使用通风系统：(10a)自然通风，(10b)机械通风。	**推荐5：通风系统** 使用通风系统（包括自然通风、混合模式通风、机械通风和通过高效微粒空气过滤器的循环风），减少结核分枝杆菌向医务人员、进入医疗卫生机构内的人员或处于高传播风险场所的其他人员的传播。
	控制11：使用上层空间或遮挡式紫外线照射杀菌装置。	**推荐6：上层空间紫外线照射杀菌系统** 使用上层空间紫外线杀菌装置，减少结核分枝杆菌向医务人员、进入医疗卫生机构内的人员或处于高传播风险场所的其他人员的传播。
	控制12：使用医用防护口罩。	**推荐7：呼吸防护** 在呼吸防护规划的整体框架下，采用医用防护口罩（颗粒物防护口罩）减少结核分枝杆菌向医务人员、进入医疗卫生机构内的人员或处于高传播风险场所的其他人员的传播。
人群聚集场所	根据对医疗卫生机构的推荐进行外推。	本《指南》的推荐可扩大到其他适用的结核分枝杆菌高传播风险场所[c]。
家庭	没有提出具体推荐，但提出了一系列原则。	对适用的干预措施（如呼吸卫生、通风系统和呼吸防护）提供说明或注意事项。

a Latent TB infection: updated and consolidated guidelines for programmatic management［WHO/CDS/TB/2018.4］. Geneva: World Health Organization（WHO）；2018（http://www.who.int/tb/publications/2018/latent-tuberculosis-infection/en/，2018 年 12 月 19 日检索）。

b Consolidated guidelines on the use of antiretroviral drugs for treating and preventing HIV infection: recommendations for a public health approach（second edition）. Geneva: World Health Organization；2016（http://apps.who.int/iris/bitstream/10665/208825/1/9789241549684_eng.pdf?ua=1，于 2018 年 12 月 18 日检索）。

c 参见术语表中的定义。

2 推荐

证据汇总和推荐理由

下述各项推荐不应被当做单独的措施，正相反，它们构成了一个综合的控制层级，这个控制层级是在多模式策略的基础上构建的，是感染预防控制实践总体框架的内容。因此，有几个要素需要进行整合。这些要素通常包括体系变更（改善医疗机构设备的可及性和基础设施）以促进最佳实践的实现；对医务人员和主要利益相关者进行教育和培训；对措施实施状况、实施过程和实施结果开展监测，并及时进行反馈；改善沟通和交流；通过营造安全氛围来实现文化的改变。

每一项推荐之后都附有证据汇总、做出推荐所基于的理由和实施方面需考虑的一系列事项。

2.1 行政控制

一系列的行政控制措施是感染预防控制策略首要的也是最重要的部分。这些关键措施包含了旨在减少暴露和传播风险的特定的干预措施，包括分诊和患者区分体系（即对患者路径的管理，以迅速识别和区分疑似结核病患者）、及时开展有效治疗和呼吸卫生。

证据和理由

推荐 1：分诊

将具有结核病体征和可疑症状的人员或结核病患者及时分诊，减少结核分枝杆菌向医务人员（包括社区医务人员）、进入医疗卫生机构内的人员或处于高传播风险场所的其他人员的传播。

（有条件的推荐：基于对效果估计的低确定性）

最近几十年积累了大量关于结核病治疗和照护的证据，但在结核感染预防控制领域的研究相当有限，这体现在支持本推荐和下述其他推荐的研究证据数量上。在分诊对医务人员的结核潜伏感染和结核病发病率的影响方面，共检索到 15 项观察性研究，这些研究均在二级和三级医疗卫生机构开展，其中 73% 在结核病低负担地区进行。共有 6 项研究评估了分诊对所有场景的医务人员结核感染率的影响，我们将这些研究纳入了分析[18~23]（见网络版附件 4 和 5）。

由于这些研究存在显著的异质性，《指南》制定工作组只进行了粗略的效果估计，并在本文中予以描述。结果显示，在所有地区中（$n=6$），分诊可使医务人员结核感染的绝对风险降低 6%。按疾病负担分组，分诊使结核病低负担地区（$n=5$）医务人员结核感染的绝对风险降低 3%，使结核病高负担地区（$n=1$）医务人员结核感染的绝对风险降低 1.7%。

此外，我们还对其他 3 项研究做了进一步的评估，包括一项在结核病低负担地区和两项在结核病高负担地区开展的研究，以确定分诊对医务人员结核病发病的影响[24~26]。将原始数据合并，估算在一系列感染控制措施中的分诊对医务人员结核病发病的影响，结果显示结核病高负担地区医务人员的结核病发病率仅略有下降或没有下降［粗发病率比（IRR）：0.98］。仅有一项研究是在结核病低负担地区开展的，并且只实施了分诊这一项干预措施[26]。干预实施前，在 38 331 观察人年内，医务人员中共发生了 78 例结核病；而实施分诊措施后，在 18 229 观察人年内共发生 12 例结核病［粗发病率比（IRR）：0.32，实施后与实施前比较］（更多信息见附件 3）[1]。

虽然缺乏充足的数据来评估分诊对于预防非医务人员（即进入医疗卫生机构的其他人员）结核感染的影响，但有两项在结核病低负担国家开展的研究提供了分诊降低该人群结核病发病率的信息[27, 28]。这两项研究表明，与未实施分诊的医疗机构相比，在实施分诊（同时实施其他感染预防控制措施）的医疗卫生机构里，进入医疗机构的人员发生活动性结核病的绝对风险降低了 12.6%（与另两项研究合并得出的粗略估计值）。

但上述分析存在局限性，因为缺乏衡量结核感染预防控制特定干预措施效果的研究，研究方法和数据质量也存在问题。证据评估过程中的主要挑战是，多种感染预防控制活动往往同时实施，很难确定单一干预措施的影响。除一项研究[26]外，所有纳入的其他研究都涵盖同时实施或顺序实施的综合措施。

由于系统综述中所分析的研究存在异质性，没有进行荟萃分析，分析也局限在对结局有粗略估计和描述性总结的研究中进行，这就限制了在这些分析中探讨潜在混杂因素的影响或评估特定风险因素的影响的可能性。研究的

1　在这些研究之间观察到显著的异质性。

异质性（如缺乏标准化、采用了综合的干预措施和测量结果）使《指南》制定工作组将所有证据的级别下调了两级，因为采用不同数据来源降低了相关性，导致了严重的不一致性和偏倚的风险。（见网络版附件 4 和 5）。

相关性降低的另一个主要原因是对"分诊"一词的解释或定义，以及控制措施是否被标准化，在整个机构中系统实施还是只应用于可能有风险的人群[19~22, 29, 30]。例如，部分研究对 HIV 阳性者与到医疗卫生机构就诊的有肺炎或结核病症状的无家可归者进行了分诊，而另一些研究则优先在照护咳嗽超过 2 周的患者（无论风险高低）或在因进行胸部 X 线检查而入院的新患者进行呼吸道标本快速采集或常规筛查时进行分诊。在质量评估方面的另一个考虑是研究结果的适用性或可推广性。评价分诊这一措施的研究中，有 3/4 是在结核病低负担地区开展的，60% 是在美国开展的。

工作组还讨论了纳入汇总分析的研究结果可能存在的不一致性和偏倚。结果之间的差异是可想而知的，因为不同的研究测量结果的方法不一样。例如，在评估结核感染时，并不清楚所采用的是单一的结核菌素皮肤试验（TST）还是两步法[1]。另外，判读结果的人员如果没有足够的技术能力，有可能得到错误的读数。

通过系统性的文献检索到的观察性研究通常是在单一医疗卫生机构中进行的单组比较研究。研究分为干预措施实施前后比较（$n=7$）、实施过程中与实施后比较（$n=4$）和横断面研究（$n=1$）。在特定人群中评估干预效果最简单的方式是采用实施前后比较或实施过程中与实施后比较。但工作组认为，比较某一特定干预实施前后的结果不仅会带来严重的偏倚，还会受到未被识别的混杂因素的影响（主要是未随机化）。这种设计无法控制机构接诊的患者、当地一般人群发病率、转诊模式或其他照护因素在对比前后的可比性。通常，这类研究的持续时间太短，无法确定干预措施及其效果是否会随着时间和场所的变化而保持不变。

十分有限的结核病高负担地区的数据进一步限制了分析。只有在巴西（4 家综合医院）、泰国（1 家转诊医院）和马拉维（40 家医院）开展的 3 项研究被纳入系统检索[18, 24, 25]。没有在初级卫生保健机构实施分诊的相关数据。

尽管缺乏直接的数据，《指南》制定工作组仍建议在各级各类医疗卫生机构（无论其照护的等级高低）中建立快速分诊系统，这一系统应涵盖所有医务人员和进入医疗卫生机构的其他人员。尽管这项推荐的证据确定性很低，但

---

1 一些结核分枝杆菌感染者对结核菌素的反应能力可能会随时间推移而减弱。在感染数年后进行结核菌素皮试可能出现假阴性的结果。而近期接种了卡介苗（BCG）或连续结核菌素皮内试验产生的复强反应，则有可能出现假阳性结果。

仍应将其作为优先考虑的干预措施,如果将其与其他的感染控制措施一起恰当而系统地实施,这项干预措施不太可能产生不良后果。

实施时需考虑的事项

此项推荐和本《指南》中其他推荐的有效实施有赖于对感染预防控制工作的充分理解,即:感染预防控制三个层级内的干预措施没有不同的优先级,也不应单独实施,而必须被视为一个整体的感染预防控制干预包。

任何分诊系统都需强调快速追踪疑似结核病患者、尽量缩短其在机构内的停留时间。

应考虑与医务人员和患者进行协商和持续的沟通,以便能获得有利于干预措施实施的反馈,而不会让患者认为自己被歧视。下述注意事项应用于指导各项推荐措施的实施。

场所和目标人群

对具有结核病体征和症状的人员进行分诊、减少结核分枝杆菌向医务人员和其他进入相关机构的人员的传播,这一建议显然适用于医疗卫生机构。尽管相关的研究证据仅局限于医疗卫生机构,但《指南》制定工作组认为,不管当地结核病负担如何,在可能有疑似结核病患者聚集的结核分枝杆菌传播风险高的其他场所(例如长期照护和羁押场所)实施分诊也至关重要。

此外,社区卫生工作者在社区层面快速识别和转诊疑似结核病患者、快速追踪诊断结核病、推动其他干预措施的实施中发挥着关键性作用。社区卫生工作者可促进结核病患者早期检出,降低社区内的传播风险。

资源

若要有效地实施分诊,不仅仅需要具备最基本的基础设施(如快速追踪疑似结核病患者、快速诊断、呼吸分离、使用工具进行数据的书面记录、分析数据以制定或调整循证的政策等条件),还需要优先考虑在结核分枝杆菌传播高风险场所工作的医务人员和其他人员的数量、受教育情况、对感染控制工作的敏感性和持续培训等事项。

推荐2:呼吸分离/隔离

对疑似结核病患者或传染性结核病患者采取呼吸分离/隔离措施,减少结核分枝杆菌向医务人员和进入医疗卫生机构内的其他人员的传播。

(有条件的推荐:基于对效果估计的低确定性)

> **说明**
>
> 在对任何人采取隔离措施之前,医疗卫生系统必须保证有必要的患者照护和支持措施(如果适用,包括分散型照护模式 a,b,c)。
>
> a WHO treatment guidelines for drug-resistant tuberculosis, 2016 update. October 2016 revision(WHO/HTM/TB/2016.04). Geneva: World Health Organization; 2016(http://apps.who.int/iris/bitst ream/10665/250125/1/9789241549639-eng.pdf,于 2018 年 12 月 18 日检索)。
>
> b Guidelines for treatment of drug-susceptible tuberculosis and patient care, 2017 update (WHO/HTM/TB/2017.05). Geneva: World Health Organization; 2017(http://apps. who.int/iris/bitstream/10665/255052/1/9789241550000-eng.pdf?ua=1,于 2018 年 12 月 18 日检索)。
>
> c Ethics guidance for the implementation of the End TB strategy(WHO/HTM/TB/2017.07). Geneva: World Health Organization; 2017(http://apps.who.int/iris/bitstream/handle/10665/254820/9789241512114-eng. pdf?sequence=1,于 2018 年 12 月 18 日检索)。

关于亚人群的考虑

按照现有的活动性结核病筛查指南,艾滋病病毒感染者每次到医疗卫生机构时都应接受活动性结核病的系统筛查[31, 32]。同样地,应为所有疑似和确诊的结核病患者常规性提供艾滋病病毒检测,尤其是在艾滋病高负担地区[33]。

结核病防治应与其他疾病控制规划(如糖尿病、及可增加结核感染或发病风险的其他疾病)合作开展活动,以预防和发现结核病,而分诊系统应是这些合作活动的一个组成部分。

证据和理由

系统性检索中共发现 24 项观察性研究,这些研究报告了对疑似或确诊的传染性结核病患者实施呼吸分离或隔离的评估结果。如在推荐 1 中所述,《指南》制定工作组发现在报告行政措施对预防和控制结核病的影响的研究中存在严重的局限性。在采用呼吸分离措施方面,降低干预措施与结果之间相关性的因素包括采用了综合干预措施、干预实施方式的差异性 1。例如,对于后者,某些机构使用安装了高效微粒空气(HEPA)过滤装置的负压隔离房间,而另一些机构采用的是可提供每小时换气次数(ACH)至少达到 6 次或更简易装

---

1 一些研究报告在分离感染源时使用了特定的呼吸防护措施,而另一些研究则提到严格落实抗酸杆菌(AFB)分离程序。

置的隔离房间。

在检索到的研究中,约 1/3(n=7)没有纳入汇总分析,因为其数据没有以适合汇总的格式进行报告[29,30,34~38]。在采用的研究中(n=17),15 项被用于分析医务人员的结核潜伏感染和结核病患病风险,本《指南》对研究结果进行粗略汇总[11,18~25,39~44]。只有 2 项研究评估了非医务人员(即进入医疗卫生机构的其他人员)的结核病负担[27,28](参见网络版附件 4 和 5)。

系统综述结果表明,在对疑似和确诊的结核病患者进行呼吸分离或隔离后,医务人员结核分枝杆菌感染的绝对风险降低了 2%。按结核病负担高低进行分组后,实施呼吸分离或隔离使结核感染风险降低的幅度相对较小,但绝对风险降低的幅度在结核病低负担地区和高负担地区之间没有显著性差异(1.6% 比 1.9%)。

在评估呼吸分离或隔离对降低医务人员结核病发病率的影响方面,两项在结核病高负担的二级和三级医疗卫生机构中进行的研究结果表明,这一措施的实施仅使医务人员的结核病发病率略有下降或没有下降。这两项研究均在实施隔离措施的同时采取了其他的行政控制、环境控制和保护性感染控制措施。在另一个关于实施隔离措施的研究(在南非 121 所初级卫生保健机构开展感染控制评估)中,作者报告,行政评估得分增加一个单位(得分越高表示行政控制措施越好),医务人员的涂阳结核病的比值比略有增加[粗比值比(OR:1.09;95%CI:0.99~1.19)[11]。

在系统综述中,无法估计进入医疗卫生机构的其他人员(如非医务人员)的结核感染率。有两项在结核病低负担地区开展的研究[27,28]估算了在这类人群中的结核病患病情况,在对疑似或确诊的结核病患者实施呼吸分离措施后,进入二级或三级医疗卫生机构的人员罹患活动性结核病的风险降低了 12.6%[27,28]。但是,这两项研究的样本量和发生活动性结核病的病例数都很小(干预前 306 人中有 45 例结核病患者,干预后 237 人中有 5 例结核病患者),而且呼吸分离措施也是与其他感染预防控制措施一同实施的。

这些研究似乎表明,呼吸分离措施可降低发生结核感染或罹患活动性结核病的风险,尤其是对进入医疗卫生机构的人员(如非医务人员)。然而,如前所述,通过系统分析发现:隔离结核病患者对降低医务人员罹患活动性结核病的风险似乎没有显著影响或没有任何影响。

由于研究数据的局限性(很小的效应估计值且差异较大),同时,国家卫生行政部门需要考虑多种因素以确保结核感染预防控制措施得到恰当实施,因此该项推荐是条件性推荐。全面而有效地实施感染预防控制措施有赖于将这些措施作为一个综合性整体来加以实施,卫生行政部门也需要考虑患者对干预措施的看法,特别是因为存在社会疏离、歧视和经济方面的影响。《指南》

制定工作组认为，尽管呼吸分离或隔离措施作为感染预防控制实践的基本措施在各种场所中被普遍使用，但现有证据表明，仅实施这些措施不足以降低传播风险，尤其是对于高危人群。

《指南》制定工作组强调，如果医疗卫生机构基础设施不足、医务人员使用防护口罩等个人防护设备不规范、人力资源短缺以及缺乏感染预防控制的基本知识，经空气传播疾病的传播风险会升高。工作组非常关注对尚未开展治疗的患者的隔离和实施恰当空气传播防护措施（包括落实空气传播预防方案）。工作组也强调，成功降低传播风险还取决于干预措施的实施情况及干预措施实施时所遵循的标准。

实施时需考虑的事项

至关重要的是，国家卫生行政部门和公共卫生决策者在考虑这些推荐时，应当同时考虑其他因素，包括疾病负担，卫生系统的优势和不足，以及经费、人力和其他必要资源的可及性。另外，他们还应意识到，《指南》制定工作组所做的数据评估和所获得的结论支持在某些情况下（前提是迅速开展有效的抗结核治疗）实施呼吸分离及预防或减少结核分枝杆菌传播的其他措施。

目前对所有结核病患者照护模式的推荐已在其他相关文件中做过说明[45~47]，包括耐多药结核病患者管理及患者照护和支持的推荐。对于结核病患者（包括接受耐药结核病治疗的患者）照护，推荐采用分散型[1]照护模式而非集中式。但是，这一模式可能不适用于治疗依从性不佳的患者、传染性极强或伴严重合并症的重症患者，以及难以获得其他形式非住院照护服务（例如门诊照护或社区照护）的患者。在这种情况下，应考虑进行个体风险评估，评估时应遵循以人为本的结核病照护方针，权衡拟实施的干预措施（即呼吸分离或隔离）对患者的潜在风险和益处，以及对医务人员和整个社区的潜在风险和益处。

在决定采取隔离措施之前，卫生保健系统必须保证有必要的患者照护和支持措施。在需要采取隔离措施时，应当与患者协商决定，并在适当的医学场所实施。

《指南》制定工作组没有探讨实施非自愿住院和强制隔离结核病患者的问题。

---

1 "分散型照护"是指由患者居住社区的非专科卫生服务中心或基层卫生服务中心、社区医务人员或护士、非专业医生、社区志愿者或治疗支持者提供的照护。照护可在当地某场所中或患者家中或工作场所进行。"集中型照护"是指仅由专业的耐药结核病医院或医生提供的住院治疗和照护，这一模式应覆盖强化治疗期或直至培养或涂片转阴(46)。

要恰当实施隔离措施,卫生行政部门和实施机构务必要考虑结核病患者的权利和自由,并在个人自由与公共利益之间取得平衡[47]。

对结核病患者实施呼吸分离或隔离措施可能面临若干挑战,特别是在以下情况下:

- 这些措施的实施没有明确的方案;
- 机构未达到最低的实施标准;
- 工作人员没有受过培训;
- 没有考虑到不良影响(如疏离感)。

实施恰当的呼吸分离或隔离措施还需要相应的经费资源,以确保干预措施能够保障患者的权利,同时不会升高医务人员或进入医疗卫生机构或结核病传播高风险场所的其他人员的风险。如果呼吸隔离措施不可行,医疗卫生机构应当与患者协商,考虑转诊。

被隔离的患者比其他住院患者更容易产生焦虑和抑郁[48,49]。因此,务必要让患者了解采取呼吸分离或隔离措施的原因,同时为其提供心理支持。此外,应培训医务人员如何识别结核病患者的焦虑和抑郁、如何提供必要的支持。可以开展心理健康风险评估,以为做出隔离决策提供指导,与患者及其家属讨论支持措施,并酌情为患者提供参与决策的机会。

虽然系统综述没有评估关于在患者家中进行隔离(包括具体做法)的研究结果,但在分散型照护模式下强调该推荐非常重要[46]。在患者具有传染性且采用分散型照护模式(如在患者家中)的情况下,患者本人及其提供照护的家庭成员应得到清楚的感染预防控制指导,尤其是在结核病患者接受姑息治疗和临终关怀的情况下。

场所和目标人群

无论社区的结核病负担如何,呼吸分离或隔离措施都适用于医疗卫生场所及结核分枝杆菌传播高风险的其他场所(提供住院等医疗服务的人员聚集场所,如羁押场所)。

隔离的启动和持续时间

系统综述[1]尝试评估有效治疗对于结核病患者传染性的影响,以便为确定隔离持续时间提供指导(见附件3)。但是,现有的分析尚无法确定有效治疗能使患者不再具有传染性的时间。由于各地管理政策不同,在某些地区,

---

1 对文献进行了系统综述,以确定结核病患者在开始接受有效的结核病治疗后,其传染性(排菌和维持传播的能力)的变化情况。

传染性结核病患者在治疗开始时即被隔离。但在其他一些地区，并未直接实施隔离，而是推荐了患者照护中的优先领域（如开展治疗监督、治疗依从性干预、采用分散型照护模式）。如果这些措施不能得到有效实施，结核病的社区传播风险就会升高，卫生行政部门则可考虑实施患者隔离。

在实施患者隔离的情况下，解除隔离的决定应在对患者的传染性和其他支持系统可用性（特别是在采用分散型照护模式时）充分考量的基础上做出。

长期被隔离的患者，不论其疾病状况如何，都会表现出更大程度的焦虑、抑郁、愤怒和监禁感。这对患者本人和他们的家人来说是难以承受的。

资源

卫生行政部门需要根据需求评估结果分配足够的资源，以加强感染预防控制干预措施的实施。

系统综述中没有提取或获取干预成本的数据，但是，《指南》制定工作组成员讨论了资源的分配，并指出资源的分配可因现有体系、疾病负担、呼吸分离或隔离措施等因素而异（如开放式设计的隔离室与封闭的隔离室）。

关于亚人群的考虑

《指南》制定工作组没有评估在儿童中实施呼吸分离或隔离措施的证据。

推荐 3：尽早开始有效治疗

对结核病患者尽早开始的有效治疗，减少结核分枝杆菌向医务人员、进入医疗卫生机构内的人员或处于高传播风险场所的其他人员的传播传染。

（强烈推荐：基于对效果估计的低确定性）

证据和理由

越来越多的证据表明，延迟开始有效的结核病治疗会提高结核病传播的可能性[50, 51]。

系统综述纳入 4 项对结核病患者开展有效的抗结核治疗［基于结核药敏试验（DST）］，对医务人员结核感染影响的观察性研究[19, 20, 40, 42]（参见网络版附件 4 和 5），这些研究没有评估抗结核治疗对医务人员结核病发病的影响。患者迅速接受基于 DST 的有效治疗的医疗卫生机构与有效治疗延迟开始的机构相比，医务人员结核感染的绝对风险降低了 3.4%。系统综述还纳入了一项回顾性队列研究，该研究评估了特定感染预防控制措施对进入纽约市某医院的其他人员的保护作用[27]。评估结果显示，在 HIV 阳性住院患者中，活动性结核病的发病率降低了 6.2%，从干预实施前的 8.8%（19/216）降至干预实施后的 2.6%（5/193）（$P = 0.01$）。

为给本《指南》中提出的推荐提供更好的参考依据，还进行了一项额外的系统综述[1]，以确定开始有效的抗结核治疗后传染性的变化。系统综述发现，药物敏感肺结核患者接受恰当的一线药物抗结核治疗后至涂片和培养转阴所需的时间存在相当大的差异（见附件3）。

系统综述并没有评估某种特定的治疗方案，但评估了及时给予有效抗结核治疗对后续传播的影响。

抗结核治疗直接影响到结核病患者的生存，并能间接减少结核分枝杆菌的传播，前提是治疗是有效的（即基于 DST 结果评估开展恰当的治疗）且及时的。在评估抗结核治疗对结核病患者生存的影响时，《指南》制定工作组发现系统综述中的数据还不足以确定实施有效的抗结核病治疗对医务人员和其他高危群体的实际影响或效果，但工作组认为，实施治疗的理想效果（即潜在益处）超过了潜在不良影响或危害（例如不良事件）。《指南》制定工作组对开展有效且及时的治疗做出了强烈推荐，其原因在于在开展了进一步的深入讨论后，《指南》制定工作组认为尽管效果估计的确定性低[52, 53]，但这一强烈推荐是恰当的。

《指南》制定工作组的成员认为，研究证据的低确定性表明：在危及生命的情况下，尽早开始有效治疗不仅对患者本人有益，而且对可能暴露于感染源（包括耐药结核菌）的其他人员也十分有益。《指南》制定工作组高度重视及时有效的抗结核治疗在个体水平（即患者）的益处及在减轻社区危害（即传播风险）方面的潜力，因为相对于获益而言，增加的成本（或资源使用量）很小。为回答背景问题3（见附件3），曾尝试确定结核病患者开始接受有效治疗后传染性降低的时间。细菌学培养转阴意味着传染性明确降低，但通常不会发生在治疗的第一周。许多专家认为，传染性的降低比培养或涂片转阴发生得早得多，如药物敏感患者在接受有效治疗的前两周传染性即可降低。为了确定患者可能不具有传染性的时间点，对 4 项采用动物模型开展实验的研究数据进行了分析，在这些研究中，用从结核病患者隔离病房中采集的空气对豚鼠进行染毒。4 项研究均表明，接受抗结核治疗的患者的传染性低于未接受有效治疗的患者，但没有任何一项研究能提供接受有效治疗使患者不再具有传染性所需要的时间的数据（网络版附件提供了数据分析报告）。所纳入的研究

1　如上所述，对文献进行了系统评价，以确定结核病患者在开始接受有效的抗结核治疗后，其传染性（排菌和维持传播的能力）的变化。

未获得肺部空洞或是否咳嗽等相关数据，或未能按此进行分层。

《指南》制定工作组进一步强调，由于感染预防控制干预措施是综合实施的，降低了所纳入的研究与该推荐的相关性，因此采用这些研究进行实施效果的估计时存在挑战。工作组也对其他一些因素（如证据的适用性）提出了质疑，所有研究都是 20 世纪 90 年代中期在美国，并且主要是在耐多药结核病暴发的艾滋病病房中开展的[19, 20, 27, 40, 42]。

实施时需考虑的事项

在评估证据时，《指南》制定工作组认识到，患者的治疗应以 DST 结果为指导，这一点对于现场医务人员和实施人员落实这些推荐非常重要。按照世界卫生组织目前的推荐，结核分枝杆菌的 DST[1] 广泛可及应是所有相关机构的标准实践。接受一线抗结核治疗方案的耐药结核病患者很可能仍然具有传染性并导致结核传播。

国家结核病防治规划还必须考虑实施有助于提高治疗依从性的其他干预措施，包括增强社会保障系统以防范经费短缺、提供营养支持，以及患者及其家庭的健康教育、采用分散型照护模式。在没有充分支持措施的情况下实施该推荐可能会妨碍患者接受持续的治疗。

资源

总体而言，医疗卫生基础设施和可用资源将决定能否开展快速诊断，包括 DST 及最为重要的抗结核药物的持续供应。

关于亚人群的考虑

很显然，能获得有效的抗结核治疗对于结核病患者的治愈至关重要。不仅如此，整个社区和人群也会因传播风险的降低而获益。

推荐 4：呼吸卫生（包括咳嗽礼仪）

在疑似结核病患者或确诊的结核病患者中倡导呼吸卫生（包括咳嗽礼仪），减少结核分枝杆菌向医务人员、进入医疗卫生机构内的人员或处于高传播风险场所的其他人员的传播。

（强烈推荐：基于对效果估计的低确定性）

1　世界卫生组织将 DST 的广泛可及定义为至少可对利福平开展快速 DST，以及对所有耐利福平结核病患者至少开展氟喹诺酮类药物和二线注射剂 DST[54]。

呼吸卫生（包括咳嗽礼仪）可防止可能含有传染性颗粒的呼吸道分泌物的扩散，已被作为预防结核分枝杆菌传播的一项额外的措施。虽然已有文献充分阐释了咳嗽产生的结核分枝杆菌气溶胶的空气动力学，但极少有研究比较了呼吸卫生措施的有效性，尤其是以人作为研究对象的数据非常少。呼吸卫生（或卫生措施）是指在呼吸、咳嗽或打喷嚏时掩盖口鼻（如戴外科口罩或纱布口罩，或用纸巾或衣袖，或弯曲肘部或手盖住口部，而后采取手卫生措施），以减少可能含有结核分枝杆菌的呼吸道分泌物经由空气传播扩散。

证据和理由

系统综述找到了 5 项相关研究：4 项为实施前后比较的研究[18, 24, 25, 28]，1 项为用耐多药结核病患者病房中的空气对豚鼠进行染毒以评估外科口罩效果的动物模型研究[55]（见网络版附件 4 和 5）。由于这些研究所评估的干预措施明显不同且研究对象之间存在潜在差异，很难粗略估计结果，因而没有进行荟萃分析。除动物研究外，所有的研究都报告了综合干预（即整合多种要素的干预）的实施效果。

在纳入的研究中，有两项研究观察到结核感染率的下降（与对照组相比，干预组的结核菌素皮肤试验阳性率更低）。一项研究获得了干预组和对照组医务人员的结核感染率分别为 4.1/1 000 人月和 12.4/1 000 人月的结果[18]。另一项研究结果表明，疑似或确诊的结核病患者佩戴外科口罩可使医务人员的新发结核感染风险降低 14.8%[24]。这两项研究也评估了呼吸卫生对结核病发病风险的影响，在患者使用外科口罩后，医务人员的结核病发病率略有下降或没有下降。在评估呼吸卫生对医务人员活动性结核病发病风险的影响的两项研究中，一项研究显示呼吸卫生可使发病风险率降低 0.29/100 人年[24]，而另一项研究的结果为降低 0.5%[25]。

另外两项研究评估了患者使用外科口罩对于进入医疗卫生机构的其他人员的结核感染和发病的影响[28, 55]。一项采用动物模型进行的前瞻性队列研究评估了在结核分枝杆菌传播高风险场所中采用呼吸卫生对于减少结核分枝杆菌传播的作用。一项在意大利某艾滋病病房进行的回顾性研究评估了在耐多药结核病暴发期间实施感染预防控制措施对于结核分枝杆菌传播的影响[28]。一项前瞻性队列研究采用患者病房空气对无病原体的豚鼠进行染毒，定量评估了外科口罩对新发感染的影响[55]。该研究发现，暴露于不戴口罩的患者病房空气中的豚鼠（对照组）感染率为 76.6%，而暴露于戴口罩患者病房空气中的豚鼠(干预组)感染率为40%。[1]

该研究中获得的效果应用到来自于9项研究的具有代表性的人群,通过计算,患者佩戴外科口罩将使该人群的感染率从6.5%降低到3.4%,即绝对风险降低3.1%,也意味着相对风险降低47.8%。回顾性暴发调查发现,在充分实施感染预防控制措施后,没有患者发生耐多药结核病。

尽管证据的确定性很低,但该推荐是一项强烈推荐。根据GRADE方法界定的五种典型状况,这种不一致是合理的,因为该推荐有可能预防医务人员或非医务人员发生结核感染并进展为活动性结核病,进而预防危及生命或灾难性状况的发生。《指南》制定工作组强调,尽管实施呼吸卫生(如传染性结核病患者佩戴外科口罩及咳嗽礼仪)的影响的证据十分有限,但作为综合干预措施的一项内容,实施这一措施有助于减少结核分枝杆菌的传播。这一效应在系统综述所纳入的动物模型研究中得到了显著体现,从而可以对该干预措施进行更直接的评估。

在评估证据时,《指南》制定工作组成员担心使用动物模型研究的质量可能较差,因为数据的直接性严重降低。工作组成员认为,动物研究可以为评估干预的有效性提供有效的参考,尤其是与采用其他模型相比,豚鼠更容易感染结核并进展为结核病,表现出人类结核病的许多特征。工作组成员认为,豚鼠结核感染模型已被用作了解和描述结核病发病机制的宝贵工具,以及其在确定具体干预措施的效果方面的作用。因此,如果应用得当,可采用该模型获得高质量的证据。然而,由于未能实现动物的随机分组,工作组认为,鉴于研究数据的间接性,证据的确定性应该下调一个等级(参见网络版附件4和5)。目前,越来越多的证据表明,如果不进行随机化分组和盲法评估研究结果,与多种疾病相关的动物模型研究所获得的的效应值会被夸大,使得无法将动物研究结果外推到人类[56,57]。

《指南》制定工作组发现现有数据不充分并有局限性,尤其是缺乏评估其他面部掩盖方式(如用纱布口罩、纸巾、袖子或弯曲的肘部遮盖口鼻)有效性的数据。

总体而言,《指南》制定工作组认为,将咳嗽视为结核分枝杆菌传播的一个重要驱动因素的假设是合理的,因此强烈推荐采取呼吸卫生措施,以减少经空气传播的传染性颗粒释放到环境中。《指南》制定工作组还强调了佩戴外

---

1 与人群中的典型暴露相比,用于感染豚鼠的方法可引起高水平的暴露。因此,在实验性动物研究中动物感染的绝对比例会高于人类研究中的比例。为了比较动物研究和人群研究的结果,采用动物研究所获得的相对风险和一个典型人群(基于9项研究的平均感染率)来估计人群中的绝对风险差异。因此,在动物研究中,人群的预期绝对风险差异和豚鼠的相对风险均被提及。

科口罩的可行性。

实施时需考虑的事项

场所和目标人群

无论社区的结核病负担高低和医疗卫生机构的级别（即一级、二级或三级）如何，呼吸卫生措施适用于在各类医疗卫生机构及结核分枝杆菌高传播风险的其他场所（包括患者家庭和非医疗类人群聚集场所，如羁押场所、难民营和庇护所）里的确诊或疑似结核病患者。

任何时候都必须落实呼吸卫生。患者佩戴外科口罩极为重要，尤其是在候诊室、患者转移过程中，以及任何可能导致临时暴露于结核分枝杆菌的情况（例如在医生办公室）。

资源

结核病仍然备受歧视，结核病患者及其家属都会感受到很多的歧视。在某些情况下，患者佩戴外科口罩可能会加重社会歧视和当地民众对结核病的误解[58]。因此，《指南》制定工作组强调有必要：

- 考虑对主要利益相关方开展健康教育，包括患者家属、社区成员和医务人员，以便更好地了解歧视的主要成因，并开展有针对性的健康教育项目；
- 将为患者提供有效的健康咨询作为社会保障系统综合干预措施的一项内容；
- 将呼吸卫生（包括咳嗽礼仪）作为咳嗽患者的标准做法；
- 在健康教育活动期间向患者和医务人员讲解如何佩戴外科口罩。

外科口罩是医疗卫生机构需采购的常规医疗用品。因此，在医疗卫生机构及非医疗的场所（如羁押场所、难民营与庇护所）为患者提供外科口罩、开展相关教育所产生的额外支出会非常少。

国家行政部门需要考虑承担住院患者、适合居家隔离的患者、接受姑息治疗和临终关怀的患者提供外科口罩所产生的额外支出。

关于亚人群的考虑

儿童结核病通常带菌量少，其传播可能性很小[59~62]。《指南》制定工作组认为让儿童结核病患者佩戴外科口罩可能会对儿童及其家庭产生负面的心理影响[63]。但是，仍然应当为儿童患者提供口罩，直到他们开始接受有效的治疗，以确保他们不具有传染性。

推荐5：上层空间紫外线照射杀菌系统

使用上层空间紫外线杀菌装置，减少结核分枝杆菌向医务人员、进入医疗卫生机构内的人员或处于高传播风险场所的其他人员的传播。

（有条件的推荐：基于对效果估计的中等确定性）

重症患者可能难以耐受外科口罩。因此，卫生行政部门需要确保在预防结核分枝杆菌传播的控制层级中的干预措施得以恰当实施。

2.2 环境控制

为降低结核分枝杆菌的传播风险，可以通过落实三项原则来降低空气的传染性：稀释、过滤和消毒。环境控制措施的目的就是降低空气中传染性飞沫核的浓度，通过使用特殊的通风系统来最大限度提高空气流速、采用过滤装置、或使用紫外线照射杀菌（GUV）系统对空气进行消毒可以达到这一目的。通风系统还可以用来控制气流的方向，以减少感染的传播，例如，可以通过使用排风扇来产生负压。环境控制措施应与其他感染预防控制措施结合使用，以预防结核分枝杆菌的传播。

证据和理由

旨在评估紫外线照射杀菌系统有效性的系统综述共纳入 5 项研究，其中 3 项研究评估了医务人员的感染预防控制措施[20,24,64]（参见网络版附件 4 和 5）。由于结果测量的差异和不同干预措施的异质性，没有进行荟萃分析。

其中一项研究[64]结果提示，在实施包括在病房和公共区域安装紫外线照射杀菌装置在内的综合干预措施后，医务人员的结核菌素皮试阳性率降低了 8.8%。另一项研究对在结核病实验室使用紫外线照射杀菌系统是否能够显著降低医务人员的新发感染率进行了评估[24]，该项干预措施使医务人员的结核感染的绝对风险降低了 14.8%，结核病发病率也下降了 0.29/100 人年。第三项研究是回顾性队列研究，评估了医疗卫生机构在 10 年中预防结核分枝杆菌传播的干预措施的实施效果[20]，结果显示，使用机械通风并结合其他环境控制措施（包括使用紫外线照射杀菌装置），医疗医务人员的结核菌素皮试阳性率降低了 4.1%。

通过对两项采用动物模型开展的研究数据的外推，还评估了上层空间紫外线照射杀菌系统对进入医疗卫生机构内的其他人员或处于高传播风险场所的人员降低结核感染和活动性结核病风险的有效性。这两项研究仍采用空气对豚鼠进行染毒,评估了动物的感染状况[65,66]。两项研究都表明,在室内使用紫外线照射杀菌组(干预组)的豚鼠结核感染率比未采用该措施组(对照组)有所降低[65,66]。其中,南非研究[65]发现,对照组的感染率为64.4%,而干预组仅为17.7%。将该研究中获得的效果应用到来自于9项研究的具有代表性的人群,通过计算,使用紫外线照射杀菌将使人群的结核感染率从6.5%降低到1.8%,即绝对风险预计降低4.7%,意味着相对风险降低72.4%。

在秘鲁进行的实验性模型研究[66]所采取的干预是用打开紫外线灯的患者病房的空气进行动物染毒,结果发现,对照组动物34.8%发生了结核感染,而干预组仅为9.4%。将这一结果外推到相同的人群时,该项干预措施将结核感染率从6.5%降低到1.8%,意味着结核感染的相对风险降低了72.9%[1]。

越来越多的证据支持使用上层空间紫外线照射杀菌系统作为一种有效的干预措施。《指南》制定工作组高度重视所纳入的研究显示的益处,并认为每一项比较研究的证据都具有中度确定性。《指南》制定工作组也意识到,由于在非动物研究中采用了综合的感染预防控制措施,难以评价上层空间紫外线照射杀菌系统的影响程度。《指南》制定工作组的部分成员认为,已有证据足以支持提出强烈推荐。但大多数成员投票赞成提出有条件的推荐(投票结果:5票赞成强烈推荐,11票赞成有条件的推荐,2票弃权,2人缺席)。在提出这一推荐时,工作组强调:要保证杀灭传染性微生物的该类装置的有效性,不仅取决于紫外线照射杀菌装置本身,还与恰当选择装置的安装区域、安装和维护质量、暴露于紫外线的时间(即总暴露时间)和空气的充分混合有关。

此外,工作组认为,已发表的以人为研究对象的观察性研究对该干预措施的适用性提出了质疑。例如,使用紫外线照射杀菌系统的机构类型不同,有些机构将其与空气混合装置协同使用而另一些机构并非如此,等等。

实施时的注意事项

该推荐适用于医疗卫生机构及其他结核分枝杆菌传播风险高的人群聚集场所。在这些场所,上层空间紫外线照射杀菌系统应当被作为照护标准的一项内容来实施。《指南》制定工作组认为,由于成本方面的考虑,在所有场所

---

1 与人群中的典型暴露相比,用于感染豚鼠的方法可引起高水平的暴露。因此,在实验性动物研究中动物感染的绝对比例会高于人类研究中的比例。为了比较动物研究和人群研究的结果,用动物研究所获得的相对风险和一个典型人群(基于9项研究的平均感染率)来估计人群中的绝对风险差异。因此,在动物研究,人群的预期绝对风险差异和豚鼠的相对风险均被提及。

实施这种干预措施可能并不可行，建议缺乏相应基础设施或没有足够能力的中低收入国家应确定高传播风险区域，并在这些区域优先实施。

要成功实施本干预措施，取决于恰当的安装、质量控制和维护，以确保空气消毒不会造成不良影响。超过阈值上限[1]可导致过度暴露[2]，可引起眼睛疼痛、刺激皮肤。因此，必须对紫外线照射杀菌系统进行监测，以确保在允许的辐照强度限度内达到最佳的紫外线照射剂量。

本《指南》中的感染预防控制措施不应被视为单独的干预措施，而应是一个整体。《指南》制定工作组认为上层空间紫外线照射杀菌系统可降低结核传播的风险，但《指南》工作组也承认，如果在没有进行测试、维护和校验的情况下对其过分依赖、将其视为感染预防控制的唯一手段，实际上可能会增加暴露于结核分枝杆菌的风险，从而有悖于使用该系统的初衷。

上层空间紫外线照射杀菌系统有赖于室内上层和下层之间空气的混合。因此，在实施该项干预措施时，必须考虑可能影响空气垂直流动和传染性微生物转移到室内上层空间的因素（如促进房间内空气流动的风扇、送入的新风与室内空气之间的温差、机械通风率和出风口的空气流速）。

场所和目标人群

上层空间紫外线照射杀菌系统适用于所有的结核分枝杆菌高传播风险场所，尤其是耐药结核病负担高的地区。

在生物舱中进行的研究发现，当湿度升高到 50%～60% 时，上层空间紫外线照射杀菌系统的有效性会降低[67]。但是，采用豚鼠染毒模型对紫外线照射杀菌预防结核分枝杆菌传播的有效性进行评估，结果显示，在相对湿度大于 70% 的情况下，该装置仍具有保护效果[66]。对于湿度高（>70%）的场所，可能还需要考虑其他的因素，对安装辐照强度更高的上层空间系统需要认真考虑。

上层空间紫外线照射杀菌系统不适用于家庭环境。

资源

尽管综述中没有分析成本或成本效果，《指南》制定工作组认为在不同场

1　美国政府工业卫生学家协会（ACGIH）物理因子委员会已经为避免造成皮肤和眼睛损伤而设定了短波紫外线（UV-C）的照射阈值。

2　使用紫外线照射杀菌系统进行空气净化，要求场所内的人员应有防护，以避免过度暴露于紫外线辐射。为此，紫外线照射杀菌装置需要用百叶窗或挡板进行遮挡，以阻挡该装置平面以下的辐射。无遮挡的紫外线杀菌灯只应在无人驻留的地方使用，并应安装安全装置（如在门打开时可关闭紫外线灯的开关），以确保避免过度暴露于紫外线辐照。

所安装上层空间紫外线照射杀菌装置的成本不尽相同。《指南》制定工作组强调，从长远来看，由于可减少结核分枝杆菌（以及其他经空气传播的病原体）的传播，这一系统的成本可能是合理的。然而，是否实施该项干预措施，将根据具体场所的情况而定。

由于上层空间紫外线照射杀菌系统依赖于有效的空气混合，必须确保适宜的空气流动。此外，卫生行政部门必须为确保该系统的正确安装、运行和维护，以及保证其可持续实施分配相应的资源。

推荐6：通风系统

使用通风系统[a,b]（包括自然通风、混合模式通风、机械通风和通过高效微粒空气过滤器的循环风），减少结核分枝杆菌向医务人员、进入医疗卫生机构内的人员或处于高传播风险场所的其他人员的传播。

（有条件的推荐：基于对效果估计的低确定性）

说明

a 特定通风系统的选择在"实施时需考虑的事项"里进行了阐述。

b 不推荐使用便携式室内空气净化器来减少结核分枝杆菌对医务人员、进入医疗卫生机构内的人员或处于高传播风险场所的其他人员的传播。

证据和理由

系统性文献检索试图找到5种类型通风系统的所有研究：自然通风、机械通风、混合模式通风、循环空气过滤和室内空气净化器。但仅检索到10项观察性研究，并且只涉及机械通风和混合模式通风。其中8项研究评估了使用机械通风对医务人员和进入医疗卫生机构或其他结核分枝杆菌传播高风险场所中的其他人员的影响，6项是实施前后比较的研究[19~21,42,64,68]，1项是队列研究，还有1项是病例对照研究[69]（参见网络版附件4和5）。此外，两项研究（一项前瞻性队列研究和一项回顾性队列研究）评价了混合模式通风在保护医务人员方面的作用[24,44]。

虽然系统性检索只找到了两种通风系统（机械通风和混合模式通风）的应用数据，但《指南》制定工作组决定将数据外推至其他类型的通风系统，并开展比较分析，这主要基于数据外推，部分取决于专家意见，以便提供过去数十年来在多种场所采用的技术和系统的使用信息。这项工作使《指南》制定工作组能够针对下列通风模式的使用做出推荐：自然通风、混合模式通风、机械通风和通过高效微粒空气过滤器的循环风。

由于缺乏便携式空气净化器的数据，《指南》制定工作组讨论了利用现有数据进行外推的可能性，以推论该设备对结核感染和结核病发病率的潜在影响。但是，大多数便携式室内空气净化器的效力都不太理想[1]，它们不足以提供可减少或消除经空气传播的感染性微生物所需要的室内空气交换次数，《指南》制定工作组决定不将其他通风系统的数据外推到这类设备上。

在评估现有证据时，由于纳入的各项研究之间存在异质性，《指南》制定工作组认为无法进行荟萃分析，每项研究的结果[2] 应单独评估。除一项研究外[18]，其余所有的研究都报告了结核感染发生率的下降，下降幅度从 2.9% 到 11.5% 不等。纵向队列研究评估了巴西两家三级医院使用负压隔离房间（安装了高效微粒空气过滤器，每小时换气次数达到 20 次）的效果，采用医务人员的结核菌素皮肤试验阳性率作为评价指标，将这两家医院与另外两家没有实施环境控制措施的医院进行了比较。

实施该措施的两家医院，医务人员结核菌素皮肤试验阳性率分别为 7.4/1 000 人年和 8.1/1 000 人年，而另两家医院分别为 12.2/1 000 人年和 19.8/1 000 人年。

报告混合模式通风效果的研究显示，在实施这一措施时，医务人员中的结核感染率有所下降[24, 44]。但是，《指南》制定工作组注意到不同研究中的场所和干预措施实施方式存在差异。在这些研究中，除采用机械通风外，还实施了综合干预措施，而这可能会产生虚假的关联。在加拿大一所高校的结核病暴发调查中，发现使用机械通风与进入高传播风险场所人员结核菌素皮肤试验阳性率升高存在关联，这提示在采用机械通风的房间里的结核病患者接触者比在采用自然通风的房间里的接触者更容易出现结核菌素皮肤试验阳性结果[68]。这种关联可能是虚假的，可能由混杂因素造成，也可由机械通风系统维护不当，导致通风不良而造成。此外，自然通风的房间可能比机械系统通风的房间有着更高的每小时换气次数。

《指南》制定工作组审查了来自系统综述的证据，讨论了所纳入的各项研究的局限性。存在的困难在于无法详细分析每一种干预措施单独的效果或影响，也缺乏关于长期以来在多种场所已实施的其他形式机械通风的相关研究。尽管缺乏数据，工作组能够从已有研究进行数据外推，从而做出具体干预措

---

1 便携式空气净化器的使用在本质上是暂时的，不能替代任何其他通风系统。此外，在可能已经使用这些设备的场所中，应在小型房间中使用，因为该类设备的气流无法达到每小时换气 12 次的最低标准。由于已有更具成本效益且有长期使用经验的替代方法，为避免各国错误地将便携式室内空气净化器视为等效的通风系统，《指南》制定工作组建议不要使用这种设备，除非出现有关于其影响的进一步证据。

2 如下所述的结果是对机械通风系统的评价，在展示混合模式通风结果时，会明确提及。

施的决定，如自然通风、混合模式通风和循环空气过滤。由于现有证据的局限性（已在前面讨论），《指南》制定工作组的成员担心证据相关性不足，因此决定将证据等级评定为"非常低"。

《指南》制定工作组进一步讨论和确认了通风系统在高风险场所充分稀释颗粒物和有效降低空气中结核分枝杆菌浓度方面的有效性。尽管工作组认为，在根据房间形状正确安装、正确监测和恰当维护的前提下，通风系统可带来好处，但如果未能正确使用或维护不良，通风系统反而会存在增加传播的潜在风险。这些因素使《指南》制定工作组强调该项推荐是条件性推荐。

一旦外推，这些结果就会被用来对各种通风模式进行比较并排序，这就要同时考虑到良好效果和不良效果之间的平衡及其他价值观和使用偏好。《指南》制定工作组认为，只要设计、安装及维修得当，自然通风、混合模式通风和机械通风系统的功能是等效的，尽管自然通风依赖于室外天气条件，也会带来如风向和风量随时变化、存在污染邻近房间的风险等不良影响，但《指南》制定工作组仍高度重视自然通风的整体效益。在不同通风模式的比较评估中，机械通风系统（混合模式）被排在第二位，《指南》制定工作组同时指出，这类系统如果设计不当或维护不良，可能会在无意中造成更大的危害。虽然缺乏评价机械通风和其他环境控制系统成本效果的研究，但《指南》制定工作组认为，混合模式通风系统可能比全机械通风系统或循环空气过滤系统的成本更低廉。工作组强调尽管健全的或高度专业化的通风系统可以降低空气中传染性飞沫核的浓度从而防止传播，但由于在安装和维护方面存在挑战及在使用过程中可能产生的人为错误，该系统或许会造成一种虚假的安全感。工作组做出该判断还基于一种假设：在资源有限地区，高度专业化的通风系统（如机械通风系统、通过高效微粒空气过滤器的循环风）会为公平性和可及性带来负面影响，因为正确安装和良好维护的成本太高，不太可能在全国范围内全面使用。

总体而言，基于现有的有效性证据和关于资金紧缺的假设，资源有限地区采用通风系统的优先顺序是（按优先性递减）：（Ⅰ）自然通风；（Ⅱ）混合模式通风；（Ⅲ）机械通风；（Ⅳ）通过高效微粒空气过滤器循环风（见图1）。这一优先顺序可能不适用于具有足够资源来采购更精密通风系统并持续使用的地区或气候条件不允许采用自然通风或混合（混合模式）通风系统的地区。

最后，由于这些通风系统的效力各不相同，《指南》制定工作组仍强调感染预防控制三个层级的互补性以及行政控制措施的首要地位。

	自然通风	混合模式通风	机械通风	通过高效微粒空气过滤器的循环风
效果的均衡性	★★★★☆	★★★★☆	★★★★☆	★★★☆☆
所需资源	★★★★☆	★★★☆☆	★☆☆☆☆	★★☆☆☆
成本效果	★★★★★	★☆☆☆☆	★☆☆☆☆	★☆☆☆☆
公平性	★★★☆☆	★★★☆☆	★★☆☆☆	★★☆☆☆
可接受性	★★★★★	★★★★☆	★★★★☆	★★★★☆
可行性	★★★★☆	★★★☆☆	★★☆☆☆	★☆☆☆☆

图 1：不同通风系统的比较评价 [a]

a 采用 Likert-type 模型，根据"推荐等级的评估、制定和评价"（GRADE）所做出的评级和 GRADEpro《指南》制定工具（GDT）软件对各项干预措施进行比较。本量表内所有项目均采用五分制，得分（星级）越低，表示推荐的优先度越低。本图中所给出的评分，是基于数据外推及《指南》制定工作组每一成员对可行性、所需资源和其他标准的个人判断和看法而得出。

实施时的注意事项

决定使用哪个系统（自然通风、混合模式通风、机械通风或通过高效微粒空气过滤器的循环风）在很大程度上取决于特定场所的需求、气候、成本效果评估，以及是否有持续的资源来确保适当的设计，并能持续采用严格的标准及维护情况。

使用设计不当或维护不良的通风系统会导致气流量不足，从而导致与医疗相关的结核分枝杆菌传播。通风不足还会增加其他非医疗性聚集场所（如羁押场所、难民营和庇护所）结核分枝杆菌的传播风险。

防治规划需要确保能持续使用通风系统，以充分稀释和清除空气中的传染性颗粒。这可以通过正确调试通风系统来实现。

场所和目标人群

自然通风是结核分枝杆菌传播风险高且资源有限地区首选的通风系统，但对于因气候（如寒冷气候）或其他限制而无法采用自然通风的地区，混合模式通风、机械通风或高效微粒空气过滤器可能更适合。对于没有稳定电力供应的地区，自然通风也是首选。

资源

通风系统的有效实施和运作需要有足够的资源，以便：

- 开展风险评估,以评估气流方向,或将结核病房设置在大楼的高层,或在非结核病病房的下风向;
- 在许多医疗机构和非医疗性聚集场所安装和维护此类系统。

通风系统的计划和预算还需要考虑定期评估通风性能和维护(或升级机械通风系统)的成本。

如前所述,系统性检索并没有发现任何评估便携式室内空气净化器有效性的研究。《指南》制定工作组注意到,大多数便携式室内空气净化器能够达到的每小时换气次数不足以有效降低传播风险,因此,《指南》制定工作组对便携式室内空气净化器的应用持反对意见,除非有进一步的证据出现。

推荐 7:呼吸防护

推荐在呼吸防护规划的整体框架下,采用医用防护口罩(颗粒物防护口罩)减少结核分枝杆菌对医务人员、进入医疗卫生机构内的人员或处于高传播风险场所的其他人员中的传染。

(有条件的推荐:基于对效果估计的低确定性)

2.3 呼吸防护

呼吸防护措施可进一步降低特殊区域和环境中的医务人员暴露于结核分枝杆菌(和其他经空气传播的病原体)的风险。该推荐旨在强化这类控制措施,以防止因呼吸防护规划执行不恰当而导致的虚假的安全感,增加医务人员的风险。

证据和理由

评估呼吸防护对于降低结核分枝杆菌传播风险的有效性的系统综述共纳入 9 项研究[18, 20, 22, 24, 29, 30, 35, 42, 64](见网络版附件 4 和 5)。由于这些研究所采用的干预措施存在相当大的异质性,没有进行荟萃分析。

大多数研究发现,医务人员佩戴医用防护口罩后,结核菌素皮肤试验阳性率下降,这代表新发感染数减少。不同研究所获得的效果差异很大,但只有一项观察性研究表明,呼吸防护并没有降低结核感染发生率。在该项研究中,感染人数的减少主要发生在医务人员佩戴医用防护口罩之前[22]。

系统性检索还检索到另外 4 项研究,在这些研究中医用防护口罩作为内容更为宽泛的呼吸防护规划中的一部分来实施。所纳入的研究均未关注在非医疗性聚集场所中呼吸防护规划的实施。这些研究提供了此类(佩戴医用防护口罩并进行适合性测试均为呼吸防护规划的内容）规划对保护医务人员不发生结核感染或不发展为结核病的有效性的评估结果，但结果的差异性较大，结核菌素皮肤试验阳性率的下降从 4.3% 的绝对下降到 14.8% 不等。

正如在其他干预措施相关的研究中所观察到的一样，所纳入的研究存在的一个主要局限是无法估计单一干预措施的实施效果，因为这些干预措施是作为综合感染预防控制措施的一部分来实施的。比如，工作组指出，要确定单独使用医用防护口罩所产生的影响是不切实际的，因为使用医用防护口罩是在综合的呼吸防护规划的框架内进行的。

《指南》制定工作组指出，效应估计的差异不仅是因为不同研究中的综合干预措施的不同，还因为研究对象存在差异，多种因素可能影响呼吸防护的总体效果。实际上，整体合格率（防护水平）取决于医用防护口罩是否经过正确的适合性测试和维护、对医务人员的培训是否充分，以及呼吸防护规划的其他组成部分。

在系统综述纳入的 9 项研究中，只有 2 项研究在使用医用防护口罩前进行了正式的适合性测试[20,24]，这意味着这些研究的评估结果存在差异可能是由于医用防护口罩没有紧密贴合面部而导致合格率低，并进而造成防护水平不同。由于证据的相关性不足及存在严重的偏倚风险，《指南》制定工作组将证据的质量等级评为"十分低"。

实施时需考虑的事项

卫生行政部门必须确保资源的合理分配以加强结核感染预防控制措施的实施。《指南》制定工作组再次强调，感染预防控制措施必须以三个层级的控制体系为基础，且作为一揽子干预包加以实施。

根据职业安全与健康的国际标准，国家卫生行政部门必须在落实呼吸防护规划的基础上采取医务人员佩戴医用防护口罩这一措施，两者缺一不可，否则可能导致过度依赖医用防护口罩，造成虚假的安全感。

在制定呼吸防护规划时，卫生行政部门还必须考虑到，医用防护口罩的供应需涵盖有可能接触到结核病患者的社区医务人员。

工作组认为，恰当实施呼吸防护规划的一个重要益处是能够促进医务人员正确使用医用防护口罩，并提高依从性。要做到有效实施，需要对工作人员开展正确使用和维护医用防护口罩（包括存放和处置）的教育和培训活动，并定期检查使用情况。

推荐在医疗卫生机构和患者接受治疗照护的其他机构对医务人员实施呼吸防护，为接受姑息治疗和临终关怀的结核病患者提供密切照护的家庭成员也需要采取这一措施，包括使用医用防护口罩。

资源

呼吸防护规划中包含使用医用防护口罩,应具备必要的资源,以确保其正常实施并可持续。尽管工作组强调投入的需求取决于现有的基础设施和服务需要,但与在结核分枝杆菌高传播风险场所治疗结核病患者的估计成本相比,将资源分配给呼吸防护是合理的。

关于亚人群的考虑

肺功能受损(如哮喘或慢性阻塞性肺疾病)的医务人员可能无法佩戴医用防护口罩。

进入高风险场所的所有人员都应佩戴医用防护口罩,尤其是艾滋病病毒阳性的医务人员,因为如果他们在工作场所暴露于结核分枝杆菌,其结核病发病的风险会升高。

场所和目标人群

关于医务人员使用医用防护口罩的推荐适用于所有医疗场所和非医疗性人群聚集场所(如羁押场所),还适用于为疑似和确诊的结核病患者提供卫生服务的其他场所(如难民营和庇护所)。

3 感染预防控制规划的核心要素

疾病的流行和大流行、抗微生物药物耐药性造成的威胁日益明显，成为了持续性的全球性挑战，已被认定为全球卫生行动的最优先事项。有效的感染预防控制是此类行动的基石。《国际卫生条例》将有效的感染预防控制作为应对国际关注的公共卫生威胁的一项关键战略[70]。最近，联合国可持续发展目标（SDGs）强调了感染预防控制对于安全、有效、高质量的卫生服务供给和全民健康覆盖的重要性。

2016年，世界卫生组织服务提供与安全司发布了《国家级和急症照护机构感染预防控制规划核心要素指南》[13]，这些核心要素是在之前2009年发布的推荐[7]、医院感染控制规划系统综述和循证指导（SIGHT）研究组[71]所开展的工作的基础上提出的。

2016年指南的目的是为国家级（包括各级医疗卫生机构）和急症照护机构所需的感染预防控制规划核心要素提供最新的循证推荐和良好实践，以应对当前和预防未来的威胁，加强卫生服务的韧性，解决抗微生物药物耐药性问题[13,72]。2016年指南还旨在支持各国制定本国的感染预防控制方案和抗微生物药物耐药性行动计划，并为医疗卫生机构制定或强化本机构的感染预防控制方法提供支持。在预防结核分枝杆菌传播的背景下，这些核心要素非常重要，不仅具有在国家和机构层面建立有效的、可持续的结核感染预防控制规划的潜力，还可将结核感染控制实践与国家和地方的感染预防控制规划进行整合。

这8个核心要素整合了世界卫生组织另一项指南制定过程中提出的11项推荐和3项良好实践，为建立感染预防控制规划所必需的证据和专家共识提供了信息。尽管这些核心要素的侧重点是预防医疗相关感染、具有流行可能的感染和抗微生物药物耐药性，但所有的感染预防控制规划均应涵盖这些内容，并支持相关活动，以预防和减少医疗相关感染和抗微生物药物耐药性（包括结核病）的发生。下文列举了该《指南》的核心要素[13]。

由于结核病仅经空气传播，按照本《指南》有关章节中提出的循证推荐，应实施针对空气传播的特定行政控制、环境控制和个人防护措施。

核心要素 1：感染预防控制规划

1a. 医疗卫生机构层面

专家组推荐，每一个急症照护机构都应制定一套感染预防控制方案，并由一个经过培训的专业工作团队来实施，以通过感染预防控制的良好实践来预防医疗相关感染和抗生素耐药性的发生。

（强烈推荐，证据质量非常低）

1b. 国家层面

应制定积极的、独立的国家感染预防控制规划，设定清晰的目标，明确职责和应开展的活动，以通过感染预防控制的良好实践来预防医疗相关感染和抗微生物药物耐药性。国家感染预防控制规划应与其他相关的国家和专业组织机构相关联。

（良好实践声明）

核心要素 2：国家和机构层面的感染预防控制指南

专家组推荐，应制定和实施循证的指南，以减少医疗相关感染和抗生素耐药性的发生。应对相关医务人员进行指南推荐内容的教育和培训，并对其依从性进行监控，以确保指南得以成功实施。

（强烈推荐，证据质量非常低）

核心要素 3：感染预防控制教育和培训

3a. 医疗卫生机构层面

专家组推荐，应采用参与式的团队协作和任务分配的策略，包括开展床旁培训和模拟培训，为所有医务人员提供感染预防控制教育，以降低医疗相关感染和抗生素耐药性发生的风险。

（强烈推荐，证据质量非常低）

3b. 国家层面

国家感染预防控制规划应支持卫生工作队伍的教育和培训，并将其作为其核心职责之一。

（良好实践声明）

核心要素 4：医疗相关感染的监测

4a. 医疗卫生机构层面

专家组推荐，应当在医疗卫生机构开展医疗相关感染监测，包括监测抗微生物药物耐药性并及时向医务人员和利益相关方反馈结果，以指导感染预防控制干预的实施、发现暴发疫情。监测应通过国家网络开展。

（强烈推荐，证据质量非常低）

4b. 国家层面

专家组推荐，应建立包含数据及时反馈机制在内的国家医疗相关感染监测规划和网络，可用来进行评估，以减少医疗相关感染和抗微生物药物耐药性的发生。

（强烈推荐，证据质量非常低）

核心要素5：实施感染预防控制活动的多模式策略

5a. 医疗卫生机构层面

专家组推荐，应采用多模式策略实施感染预防控制活动，以改进实践并减少医疗相关感染和抗微生物药物耐药性的发生。

（强烈推荐，证据质量低）

5b. 国家层面

专家组推荐，国家感染预防控制规划应通过多模式策略在国家或省级层面来协调和促进感染预防控制活动的开展。

（强烈推荐，证据质量低）

核心要素6：感染预防控制实践的监控/检查和反馈及控制活动

6a. 医疗卫生机构层面

专家组推荐，应根据感染预防控制标准对医疗卫生实践进行定期监控/检查并及时提供反馈，以便在医疗卫生机构层面上预防和控制医疗相关感染和抗微生物药物耐药性的发生。反馈信息应提供给所有接受检查的人员和相关工作人员。

（强烈推荐，证据质量低）

6b. 国家层面

专家组推荐，应建立国家感染预防控制督导与评估项目，以评价感染预防控制活动符合标准的程度及是否根据方案确立的总目标和具体目标来开展活动。应将手卫生实施状况的监测和反馈作为国家层面的一项关键绩效指标。

（强烈推荐，证据质量中等）

核心要素7：医疗卫生机构的工作量、人员配备和床位使用

专家组推荐，应遵守下列要求，以减少医疗相关感染和抗微生物药物耐药性蔓延的风险：①床位使用不应超过机构的容纳标准；②应根据患者相关

的服务工作量合理配备医务人员。

（强烈推荐，证据质量非常低）

核心要素 8：医疗卫生机构层面实施感染预防控制所需的环境、材料和设备

8a. 一般性原则

患者照护活动应在清洁和（或）卫生的环境中进行，以预防和控制医疗相关感染和抗生素耐药性的发生。这里所说的环境包括与水、清洁和卫生的基础设施及服务相关的所有要素，以及恰当的感染预防控制用品和设备均可获得。

（良好实践）

8b. 手卫生所需的材料、设备和人体工程设施

专家组推荐，在照护点，执行恰当的手卫生措施所需的材料和设备均可容易获得。

（强烈推荐，证据质量非常低）

4 方法

本《指南》的制定过程遵循《世界卫生组织〈指南〉制定手册》[73]。总而言之，这个过程包括确定优先问题和结果、检索研究证据、评估和总结证据、形成推荐、发布和实施。该过程还要求设立下列组织：世界卫生组织指导工作组、《指南》制定工作组和外部评议工作组。

世界卫生组织指导工作组由下列部门的工作人员组成：世界卫生组织控制结核司，世界卫生组织服务提供和安全司，世界卫生组织艾滋病司，以及世界卫生组织卫生系统和创新司的研究、伦理和知识管理科。世界卫生组织指导工作组确定 19 名外部专家和来自 6 名世界卫生组织区域办公室的利益相关人员共同组成了《指南》制定工作组，该小组的任务是对证据进行批判性评估，以便向世界卫生组织提供推荐制定的建议。《指南》制定工作组由在结核感染预防控制、建筑设计（侧重环境控制）、结核病临床诊疗和规划管理、实验室和《指南》制定方法等方面的专家组成。外部评议工作组由 8 名技术专家及对在结核病患者照护中的感染预防控制感兴趣或具备相应知识的利益相关人员组成。外部评议工作组对《指南》终稿进行了同行评议，以发现任何存在的错误，并就语言描述、《指南》中相关的问题、实施的意义发表了意见。

出席面对面会议的其他技术专家和技术伙伴参加了讨论，但不影响《指南》制定工作组的决定，也不参与投票表决。

4.1 证据评估的准备工作

世界卫生组织指导工作组采用 PICO（人群、干预、对照和结果）格式起草了初步问题，这些问题被用来指导开展系统综述和评估证据，以制定更新的《指南》文件。在《指南》制定工作组的反馈及基础上，对初步的 PICO 问题进行了修订，最终的 PICO 问题在下文中列出。此外，由于特定人群具有结核感染或进展为活动性结核病的可能性，为了能提供更有针对性的推荐，工作组还提出了一系列背景问题，以便为 PICO 问题提供参考信息。这些背景问题侧重于评价：

- 在不同的临床环境中,医务人员(包括社区医务人员)感染结核分枝杆菌或进展为活动性结核病的风险水平(背景问题 1);
- 生活在受结核病影响的家庭或出入聚集场所的人员感染结核分枝杆菌或进展为活动性结核病的风险水平(背景问题 2);
- 结核病患者开始有效治疗后的传染性(状况)(背景问题 3)。

PICO 问题 1

与未实施干预措施或采取其他干预措施的场所内的相同人群相比,分诊、对疑似或确诊的传染性结核病病例采取呼吸分离/隔离措施、有效治疗是否能减少结核病在医务人员(包括社区医务人员)或进入医疗卫生机构内的其他人员中的传播?

PICO 问题 2

与未实施干预措施的场所相比,疑似或确诊的结核病患者采取呼吸卫生和(或)咳嗽礼仪措施是否能减少结核病在医务人员、进入医疗卫生机构或人群聚集场所的其他人员中的传播?

PICO 问题 3

与未实施干预措施的场所内相似人群相比,采用工程和环境控制措施(自然通风、机械通风、混合模式通风、循环空气过滤、上层空间紫外线照射杀菌、室内空气净化器)是否能减少结核病在医务人员、进入医疗卫生机构或其他结核病传播高风险场所的人员中的传播?

PICO 问题 4

与未实施干预措施相比,采用下述干预措施——使用医用防护口罩、实施呼吸防护规划,是否能降低结核病在医务人员、进入医疗卫生机构或其他结核病传播高风险场所的人员中的传播风险?

4.2 证据检索、质量评估和证据分级

伦敦卫生与热带医学院和悉尼大学的系统综述团队在开始综述前需制定标准方案,这些方案需要经过指导工作组和《指南》制定方法学专家评价,并需在获得批准后方可执行。该团队共进行了 7 个系统综述,为本《指南》的制定提供了依据。如果找到的早期的系统综述符合纳入条件,则其中纳入研究的原始结果会被挑选出来并纳入到当前的综述中(见网络版附件)。

采用"推荐等级的评估、制定和评价"(GRADE)的方法对证据质量和推荐等级进行评估[74]。基于一套包含研究设计局限性(偏倚风险)、不一致性、不精确性、间接性和发表偏倚在内的标准,GRADE 方法将 PICO 问题所确定的所有关键结果的证据确定性评级为"高""中""低"或"非常低"。此外,在使用 GRADE 这一方法时,对这些推荐做出赞同或反对、有条件的推荐或强烈推荐等决定反映了工作组对推荐的良好效应是否大于不良效应的信心程度[52]。《指南》制定过程还从公共卫生的角度考虑了实施这些推荐所需要的资源和成本问题。在对效果估计的确定性低或非常低的情况下提出强烈推荐(或强烈反对),《指南》制定工作组的成员遵循 GRADE 方法所提供的五种典型情境来证明其合理性。这些典型情境在其他文件中有详细说明[52, 53]。

4.3　制定推荐

采用"GRADEpro《指南》制定工具"(GDT)软件开发了"GRADE 证据 - 决策框架",用以支持从证据到决策的过程,帮助《指南》制定工作组构建讨论内容,使决策过程和决策基础保持客观和透明。在全球政策的背景下,采用"证据 - 决策框架"有利于修改推荐及对特定状况做出决策,因为这个框架考虑了公共卫生状况的优先顺序、特定干预措施的良好效应与不良效应的平衡,以及其他领域(如价值观、资源、公平性、可接受性和可行性等)。对于每一个优先问题,应基于干预措施对每一领域的影响做出判定,以指导决策过程。

4.4　《指南》制定工作组的决策过程

基于对证据(尤其是利与弊平衡的确定性或不确定性)的判定、结合成员的专业知识和经验,《指南》制定工作组达成一致意见后形成政策推荐,这是最理想的政策推荐制定过程。在制定本《指南》时,有时未能达成共识,《指南》制定工作组成员就采取投票表决的方式。如果《指南》制定工作组 2/3 以上的成员投票支持,则该推荐或决定将被纳入,除非分歧与安全问题有关。投票表决的简要介绍参见"GRADE 证据 - 决策框架"(见网络版附件)。

4.5　《指南》编写、同行评议和内容展示

在面对面会议之后,世界卫生组织指导工作组的责任技术官员起草了《指南》全文,以准确反映《指南》制定工作组成员所做的审议意见和决定。该草案根据《指南》制定工作组的反馈进行了修订,并随后发送给外部评议小组的

成员进行同行评议。世界卫生组织《指南》指导工作组评估了同行评议专家提出的意见，并整合了《指南》制定工作组和世界卫生组织《指南》审查委员会提出的进一步修订意见和建议，最后形成了《指南》终稿。

　　本《指南》终稿展示了对在不同情形下干预措施实施效果（好处和坏处）的证据进行讨论的总结，还提出了实施时需考虑的具体事项。为改进感染预防控制的实施，支持各国制定可靠的、有韧性的、有效的感染预防控制规划，世界卫生组织《指南》制定指导工作组决定将在国家和急症医疗卫生机构层面开展的感染预防控制规划核心要素指南[13]中纳入本文件。该章的内容由《指南》制定工作组进行编辑并获得同意。

5 研究的优先领域

在《指南》制定过程中，《指南》制定工作组确定了需要通过原创研究和二手资料研究来填补的重要知识缺口，以便更好地为采用现行感染预防控制实践及潜在新实践提供参考。

以下列出的研究缺口应作为对所有感染预防控制干预措施进行评价时的优先考虑事项：

- **干预措施的独立效果**：本《指南》制定时所采用的大多数研究都评价了综合措施的效果，无法准确评估单一感染控制措施的效果。《指南》制定工作组建议应进一步开展高质量的前瞻性研究（如采用随机设计），以评估单一干预措施的效果。

- **更高质量的研究**：本《指南》中提出的推荐所参照的大多是无对照的前后研究，这种设计在评估短期干预措施的即时影响方面非常有用，但在评价长期干预措施时价值较低，因为其他的跟时间相关的因素可能会妨碍干预的效果。如果采用适当的参数，可通过建模研究来更清楚地理解干预效果和成本效果。采取其他研究设计，如随机对照试验，可以尽量减少偏倚。以动物作为研究对象的实验性研究也可以提供特定干预措施对传播影响的有用证据，该类研究的一个特别优势是可以每次针对单一的感染预防控制干预措施开展研究。

- **成本效果**：与抗结核治疗研究证据不同的是，感染预防控制措施的成本效果证据有限。需要在各级医疗照护场所和其他有风险的场所（如人员聚集场所）开展感染预防控制措施的成本效果相关研究，这些研究证据将有助于在现有资源限制的条件下优化收益，尤其是在资源有限的结核病高负担的地区。

- **实施性科学研究**：该类研究可为在当地实施本《指南》提供可行性和实施效果方面的有用信息。鼓励各国采用实施性研究的方法，在国家和省级层面上系统地评价结核感染预防控制措施的使用情况。

- **风险评估**：需要开展进一步研究，以更加明确地掌握医务人员和其他高危人群中的结核分枝杆菌感染和结核病（包括耐药结核病）发病的情况。

《指南》制定工作组进一步确定了针对各项干预措施开展研究的优先领域，概述如下。

分诊

- 评估不同的分诊方法，包括有合并症（如艾滋病病毒感染和非传染性疾病）的患者的分诊需求和具体优先事项，如艾滋病防治机构和非传染性疾病防治规划中的分诊策略。

呼吸隔离

- 评价将对其他人员的感染降至最低所必需的、适当的呼吸隔离持续时间。

快速诊断和开始有效治疗

- 确定治疗对结核病患者传染期的影响。

呼吸卫生

- 开展高质量的研究，评价在临床环境中使用外科口罩和其他非口罩呼吸卫生干预措施的有效性。

上层空间紫外线照射杀菌系统

- 需要直接的研究证据，也包括规划数据，评估上层空间紫外线照射杀菌对患者和医务人员极为重要的结果的有效性。
- 进一步研究以空间体积（立方英尺或立方米）为单位的安全有效的上层空间紫外线照射杀菌剂量，以指导实施。

通风系统

- 机械通风系统中不同空气交换率对结核分枝杆菌传播的影响。
- 机械通风方式对机械通风场所微气候的影响。
- 评价便携式室内空气净化器效果的高质量研究。
- 进一步研究便携式室内空气净化器的通风参数和该类设备的目标产品特性。

呼吸防护规划

- 评价医用防护口罩过滤效果的持续时间。

6 出版、传播和实施

本《指南》将在线发布，《指南》制定过程中所采用的同行评议论文、《指南》中做出的推荐所依据的系统综述也可从网上获得。

世界卫生组织将继续与其区域和国家办公室、技术合作伙伴和资助机构密切合作，确保通过技术会议和培训活动广泛宣传这些推荐。宣传的关键步骤包括出版、翻译成若干世界卫生组织官方语言、在国际会议上介绍这些推荐、与各工作组协作编写实施手册以支持这些推荐能被各国所采纳。

参考文献

1. Global tuberculosis report 2018 (WHO/CDS/TB/2018.20). Geneva: World Health Organization; 2018 (http://apps.who.int/iris/bitstream/handle/10665/274453/9789241565646-eng.pdf?ua=1, accessed 18 December 2018).

2. The End TB Strategy: global strategy and targets for tuberculosis prevention, care and control after 2015. Geneva: World Health Organization; 2015 (http://www.who.int/tb/strategy/End_TB_Strategy.pdf?ua=1, accessed 18 December 2018).

3. Kendall EA, Fofana MO, Dowdy DW. Burden of transmitted multidrug resistance in epidemics of tuberculosis: a transmission modelling analysis. Lancet Respir Med. 2015;3(12):963–72 (https://www.ncbi.nlm.nih.gov/pubmed/26597127, accessed 18 December 2018).

4. Fox GJ, Schaaf H, Mandalakas A, Chiappini E, Zumla A, Marais B. Preventing the spread of multidrug-resistant tuberculosis and protecting contacts of infectious cases. Clin Microbiol Infect. 2017;23(3):147–53 (https://www.ncbi.nlm.nih.gov/pubmed/27592087, accessed 18 December 2018).

5. Guidelines for the prevention of tuberculosis in health care facilities in resource-limited settings (WHO/CDS/TB/99.269). Geneva: World Health Organization; 1999 (http://www.who.int/tb/publications/who_tb_99_269.pdf?ua=1, accessed 18 December 2018).

6. Tuberculosis infection-control in the era of expanding HIV care and treatment – addendum to WHO guidelines for the prevention of tuberculosis in health care facilities in resource-limited settings. Geneva: World Health Organization; 1999 (http://apps.who.int/iris/bitstream/handle/10665/66400/WHO_TB_99.269_ADD_eng.pdf?sequence=2, accessed 18 December 2018).

7. WHO policy on TB infection control in health-care facilities, congregate settings and households (WHO/HTM/TB/2009.419). Geneva: World Health Organization; 2009 (http://apps.who.int/iris/bitstream/handle/10665/44148/9789241598323_eng.pdf?sequence=1, accessed 18 December 2018).

8. Marais BJ, Lönnroth K, Lawn SD, Migliori GB, Mwaba P, Glaziou P et al. Tuberculosis comorbidity with communicable and non-communicable diseases: integrating health services and control efforts. Lancet Infect Dis. 2013;13(5):436–48 (https://www.ncbi.nlm.nih.gov/pubmed/23531392, accessed 18 December 2018).

9. Hyle EP, Naidoo K, Su AE, El-Sadr WM, Freedberg KA. HIV, tuberculosis, and noncommunicable diseases: what is known about the costs, effects, and cost-effectiveness of integrated care? JAIDS. 2014;67(Suppl 1):S87–95 (https://www.ncbi.nlm.nih.gov/pubmed/25117965, accessed 18 December 2018).

10. Estebesova A. Systematic review of infection prevention and control policies and nosocomial transmission of drug-resistant tuberculosis. School of Public Health, Georgia State University; 2013 (https://pdfs.semanticscholar.org/72b3/a8fb1ad23f44c39b4e431f53626dc28b3125.pdf, accessed 18 December 2018).

11. Claassens MM, Van Schalkwyk C, Du Toit E, Roest E, Lombard CJ, Enarson DA et al. Tuberculosis in healthcare workers and infection control measures at primary healthcare facilities in South Africa. PLoS One. 2013;8(10):e76272 (https://journals.plos.org/plosone/article?id=10.1371/journal.pone.0076272, accessed 18 December 2018).

12. Albuquerque T, Isaakidis P, Das M, Saranchuk P, Andries A, Misquita D et al. Infection control in households of drug-resistant tuberculosis patients co-infected with HIV in Mumbai, India. Public Health Action. 2014;4(1):35 (https://www.ncbi.nlm.nih.gov/pmc/articles/PMC4479090/, accessed 18 December 2018).

13. Guidelines on core components of infection prevention and control programmes at the national and acute health care facility level. Geneva: World Health Organization; 2016 (http://www.who.int/gpsc/core-components.pdf, accessed 18 December 2018).

14. 14 Laboratory biosafety manual (WHO/CDS/CSR/LYO/2004.11) (third edition). Geneva: World Health Organization; 2004 (http://www.who.int/csr/resources/publications/biosafety/Biosafety7.pdf, accessed 18 December 2018).

15. Tuberculosis laboratory biosafety manual (WHO/HTM/TB/2012.11). Geneva: World Health Organization; 2012 (http://apps.who.int/iris/bitstream/handle/10665/77949/9789241504638_eng.pdf;jsessionid=B5B5D63637AC48EBB87FAD0D89A18828?sequence=1, accessed 18 December 2018).

16. 16 Latent TB infection: updated and consolidated guidelines for programmatic management (WHO/CDS/TB/2018.4). Geneva: World Health Organization; 2018 (http://www.who.int/tb/publications/2018/latent-tuberculosis-infection/en/, accessed 19 December 2018).

17. Fielding K, Harris R, Karat A, Falconer J, Moore D. Systematic review for evidence of administrative infection control interventions to reduce tuberculosis (TB) transmission and three related background questions (PROSPERO 2018 CRD42018085226). National Institute for Health Research; 2018 (http://www.crd.york.ac.uk/PROSPERO/display_record.php?ID=CRD42018085226, accessed 18 December 2018).

18. Roth V, Garrett D, Laserson K, Starling C, Kritski A, Medeiros E et al. A multicenter evaluation of tuberculin skin test positivity and conversion among health care workers in Brazilian hospitals. Int J Tuberc Lung Dis. 2005;9(12):1335–42 (https://www.ncbi.nlm.nih.gov/pubmed/16466055, accessed 18 December 2018).

19. Wenger PN, Beck-Sague C, Jarvis W, Otten J, Breeden A, Orfas D. Control of nosocomial transmission of multidrug-resistant Mycobacterium tuberculosis among healthcare workers and HIV-infected patients. Lancet.

1995;345(8944):235–40 (https://www.ncbi.nlm.nih.gov/pubmed/7823719, accessed 18 December 2018).

20. Welbel SF, French AL, Bush P, DeGuzman D, Weinstein RA. Protecting health care workers from tuberculosis: a 10-year experience. Am J Infect Control. 2009;37(8):668–73 (https://www.ncbi.nlm.nih.gov/pubmed/19403197, accessed 18 December 2018).

21. Blumberg HM, Watkins DL, Berschling JD, Antle A, Moore P, White N et al. Preventing the nosocomial transmission of tuberculosis. Ann Intern Med. 1995;122(9):658–63 (https://www.ncbi.nlm.nih.gov/pubmed/7702227, accessed 18 December 2018).

22. Bangsberg DR, Crowley K, Moss A, Dobkin JF, McGregor C, Neu HC. Reduction in tuberculin skin-test conversions among medical house staff associated with improved tuberculosis infection control practices. Infect Cont Hosp Epidemiol. 1997;18(8):566–70 (https://www.ncbi.nlm.nih.gov/pubmed/9276238, accessed 18 December 2018).

23. Holzman R. A comprehensive control program reduces transmission of tuberculosis (TB) to hospital staff. Clin Infect Dis. 1995;21:733.

24. Yanai H, Limpakarnjanarat K, Uthaivoravit W, Mastro T, Mori T, Tappero J. Risk of Mycobacterium tuberculosis infection and disease among health care workers, Chiang Rai, Thailand. Int J Tuberc Lung Dis. 2003;7(1):36–45 (https://www.ncbi.nlm.nih.gov/pubmed/12701833, accessed 18 December 2018).

25. Harries A, Hargreaves N, Gausi F, Kwanjana J, Salaniponi F. Preventing tuberculosis among health workers in Malawi. Bull World Health Organ. 2002;80(7):526–31 (https://www.ncbi.nlm.nih.gov/pubmed/12163915, accessed 18 December 2018).

26. Jacobson G, Hoyt DD, Bogen E. Tuberculosis in hospital employees as affected by an admission chest x-ray screening program. Dis Chest. 1957;32(1):27–38 (https://www.ncbi.nlm.nih.gov/pubmed/13437908, accessed 18 December 2018).

27. Stroud LA, Tokars JI, Grieco MH, Crawford JT, Culver DH, Edlin BR et al. Evaluation of infection control measures in preventing the nosocomial transmission of multidrug-resistant Mycobacterium tuberculosis in a New York City hospital. Infect Cont Hosp Epidemiol. 1995;16(3):141–7 (https://www.ncbi.nlm.nih.gov/pubmed/7608500, accessed 18 December 2018).

28. Moro M, Errante I, Infuso A, Sodano L, Gori A, Orcese C et al. Effectiveness of infection control measures in controlling a nosocomial outbreak of multidrug-resistant tuberculosis among HIV patients in Italy. Int J Tuberc Lung Dis. 2000;4(1):61–8 (https://www.ncbi.nlm.nih.gov/pubmed/10654646, accessed 18 December 2018).

29. Baussano I, Bugiani M, Carosso A, Mairano D, Barocelli AP, Tagna M et al. Risk of tuberculin conversion among healthcare workers and the adoption of preventive measures. Occup Environ Med. 2007;64(3):161–6 (https://www.ncbi.nlm.nih.gov/pubmed/16912085, accessed 18 December 2018).

30. Blumberg HM, Sotir M, Erwin M, Bachman R, Shulman JA. Risk of house staff tuberculin skin test conversion in an area with a high incidence of tuberculosis. Clin Infect Dis. 1998;27(4):826–33 (https://www.ncbi.nlm.nih.gov/pubmed/9798041, accessed 18 December 2018).

31. Systematic screening for active tuberculosis: principles and recommendations (WHO/HTM/TB/2013.04). Geneva: World Health Organization; 2013 (http://apps.who.int/iris/bitstream/handle/10665/84971/9789241548601_eng.pdf?sequence=1, accessed 18 December 2018).

32. Guidelines for intensified tuberculosis case-finding and isoniazid preventive therapy for people living with HIV in resource-constrained settings (WHO/HTM/TB/2011.11). Geneva: World Health Organization; 2011 (http://apps.who.int/iris/bitstream/handle/10665/44472/9789241500708_eng.pdf?sequence=1 accessed 18 December 2018).

33. Consolidated guidelines on HIV testing services. 5Cs: consent, confidentiality, counselling, correct results and connection. Geneva: World Health Organization; 2015 (http://apps.who.int/iris/bitstream/handle/10665/179870/9789241508926_eng.pdf?sequence=1, accessed 18 December 2018).

34. Bryan CS. The hospital tuberculosis registry: an aid to infection control. Am J Infect Control. 1983;11(2):57–62 (https://www.ncbi.nlm.nih.gov/pubmed/6552885, accessed 18 December 2018).

35. da Costa PA, Trajman A, de Queiroz Mello FC, Goudinho S, Silva MMV, Garret D et al. Administrative measures for preventing Mycobacterium tuberculosis infection among healthcare workers in a teaching hospital in Rio de Janeiro, Brazil. J Hosp Infect. 2009;72(1):57–64 (https://www.ncbi.nlm.nih.gov/pubmed/19278753, accessed 18 December 2018).

36. Louther J, Rivera P, Feldman J, Villa N, DeHovitz J, Sepkowitz KA. Risk of tuberculin conversion according to occupation among health care workers at a New York City hospital. Am J Respir Crit Care Med. 1997;156(1):201–5 (https://www.ncbi.nlm.nih.gov/pubmed/9230748, accessed 18 December 2018).

37. O'Hara L, Yassi A, Bryce E, van Rensburg AJ, Engelbrecht M, Zungu M et al. Infection control and tuberculosis in health care workers: an assessment of 28 hospitals in South Africa. Int J Tuberc Lung Dis. 2017;21(3):320–6 (https://www.ncbi.nlm.nih.gov/pubmed/28225343, accessed 18 December 2018).

38. Sinkowitz RL, Fridkin SK, Manangan L, Wenger PN, Jarvis WR. Status of tuberculosis infection control programs at United States hospitals, 1989 to 1992. Am J Infect Control. 1996;24(4):226–34 (https://www.ncbi.nlm.nih.gov/pubmed/8870906, accessed 18 December 2018).

39. Jones SG. Evaluation of a human immunodeficiency virus rule out tuberculosis critical pathway as an intervention to decrease nosocomial transmission of tuberculosis in the inpatient setting. AIDS Patient Care STDs. 2002;16(8):389–94 (https://www.ncbi.nlm.nih.gov/pubmed/12227989, accessed 18 December 2018).

40. Jarvis WR. Nosocomial transmission of multidrug-resistant Mycobacterium tuberculosis. Am J Infect Control. 1995;23(2):146–51 (https://www.ncbi.nlm.nih.gov/pubmed/7639400, accessed 18 December 2018).

41. Uyamadu N, Ahkee S, Carrico R, Tolentino A, Wojda B, Ramirez J. Reduction in tuberculin skin-test conversion rate after improved adherence to tuberculosis isolation. Infect Cont Hosp Epidemiol. 1997;18(8):575–6 (https://www.ncbi.nlm.nih.gov/pubmed/9276240, accessed 18 December 2018).

42. Maloney SA, Pearson ML, Gordon MT, Del Castillo R, Boyle JF, Jarvis WR. Efficacy of control measures in preventing nosocomial transmission of multidrug-resistant tuberculosis to patients and health care workers. Ann Intern Med. 1995;122(2):90–5 (https://www.ncbi.nlm.nih.gov/pubmed/7993001, accessed 18 December 2018).

43. Fridkin SK, Manangan L, Bolyard E, Jarvis WR. SHEA-CDC TB survey, part II: efficacy of TB infection control programs at member hospitals, 1992. Society for Healthcare Epidemiology of America. Infect Cont Hosp Epidemiol. 1995;16(3):135–40 (https://www.ncbi.nlm.nih.gov/pubmed/7608499, accessed 18 December 2018).

44. Behrman AJ, Shofer FS. Tuberculosis exposure and control in an urban emergency department. Ann Emerg Med. 1998;31(3):370–5 (https://www.ncbi.nlm.nih.gov/pubmed/9506496, accessed 18 December 2018).

45. WHO treatment guidelines for drug-resistant tuberculosis, 2016 update. October 2016 revision (WHO/HTM/TB/2016.04). Geneva: World Health Organization; 2016 (http://apps.who.int/iris/bitstream/10665/250125/1/9789241549639-eng.pdf, accessed 18 December 2018).

46. Guidelines for treatment of drug-susceptible tuberculosis and patient care, 2017 update (WHO/HTM/TB/2017.05). Geneva: World Health Organization; 2017 (http://apps.who.int/iris/bitstream/10665/255052/1/9789241550000-eng.pdf?ua=1, accessed 18 December 2018).

47. Ethics guidance for the implementation of the End TB strategy (WHO/HTM/TB/2017.07). Geneva: World Health Organization; 2017 (http://apps.who.int/iris/bitstream/handle/10665/254820/9789241512114-eng.pdf?sequence=1, accessed 18 December 2018).

48. Gammon J. The psychological consequences of source isolation: a review of the literature. J Clin Nurs. 1999;8(1):13–21 (https://www.ncbi.nlm.nih.gov/pubmed/10214165, accessed 18 December 2018).

49. Davies H, Rees J. Psychological effects of isolation nursing (1): mood disturbance. Nurs Stand. 2000;14(28):35 (https://www.ncbi.nlm.nih.gov/pubmed/11310068, accessed 18 December 2018).

50. Harris TG, Meissner JS, Proops D. Delay in diagnosis leading to nosocomial transmission of tuberculosis at a New York City health care facility. Am J Infect Control. 2013;41(2):155–60 (https://www.ncbi.nlm.nih.gov/pubmed/22750037, accessed 18 December 2018).

51. Cheng S, Chen W, Yang Y, Chu P, Liu X, Zhao M et al. Effect of diagnostic and treatment delay on the risk of tuberculosis transmission in Shenzhen, China: an Observational Cohort Study, 1993–2010. PLoS One. 2013;8(6):e67516 (https://journals.plos.org/plosone/article?id=10.1371/journal.pone.0067516, accessed 18 December 2018).

52. Andrews JC, Schünemann HJ, Oxman AD, Pottie K, Meerpohl JJ, Coello PA et al. GRADE guidelines: 15. Going from evidence to recommendation – determinants of a recommendation's direction and strength. J Clin Epidemiol. 2013;66(7):726–35 (https://www.ncbi.nlm.nih.gov/pubmed/23570745, accessed 18 December 2018).

53. Neumann I, Santesso N, Akl EA, Rind DM, Vandvik PO, Alonso-Coello P et al. A guide for health professionals to interpret and use recommendations in guidelines developed with the GRADE approach. J Clin Epidemiol. 2016;72:45–55 (https://www.ncbi.nlm.nih.gov/pubmed/26772609, accessed 18 December 2018).

54. Report of the 16th meeting of the Strategic and Technical Advisory Group for Tuberculosis (WHO/HTM/TB/2016.10). Geneva: World Health Organization; 2016 (http://www.who.int/tb/advisory_bodies/stag_tb_report_2016.pdf?ua=1, accessed 18 December 2018).

55. Dharmadhikari AS, Mphahlele M, Stoltz A, Venter K, Mathebula R, Masotla T et al. Surgical face masks worn by patients with multidrug-resistant tuberculosis: impact on infectivity of air on a hospital ward. Am J Respir Crit Care Med. 2012;185(10):1104–9 (https://www.ncbi.nlm.nih.gov/pubmed/22323300, accessed 18 December 2018).

56. Hirst JA, Howick J, Aronson JK, Roberts N, Perera R, Koshiaris C et al. The need for randomization in animal trials: an overview of systematic reviews. PLoS One. 2014;9(6):e98856 (https://www.ncbi.nlm.nih.gov/pubmed/24906117, accessed 18 December 2018).

57. Van der Worp HB, Howells DW, Sena ES, Porritt MJ, Rewell S, O'Collins V et al. Can animal models of disease reliably inform human studies? PLoS Med. 2010;7(3):e1000245 (https://www.ncbi.nlm.nih.gov/pubmed/20361020, accessed 18 December 2018).

58. Baral SC, Karki DK, Newell JN. Causes of stigma and discrimination associated with tuberculosis in Nepal: a qualitative study. BMC Public Health. 2007;7(1):211 (https://bmcpublichealth.biomedcentral.com/articles/10.1186/1471Ð2458Ð7-211, accessed 18 December 2018).

59. Tsai K-S, Chang H-L, Chien S-T, Chen K-L, Chen K-H, Mai M-H et al. Childhood tuberculosis: epidemiology, diagnosis, treatment, and vaccination. Pediatr Neonatol. 2013;54(5):295–302 (https://www.ncbi.nlm.nih.gov/pubmed/23597517, accessed 18 December 2018).

60. Cardona M, Bek M, Mills K, Isaacs D, Alperstein G. Transmission of tuberculosis from a seven-year-old child in a Sydney school. J Paediatr Child Health. 1999;35(4):375–8 (https://www.ncbi.nlm.nih.gov/pubmed/10457296, accessed 18 December 2018).

61. Curtis AB, Ridzon R, Vogel R, Mcdonough S, Hargreaves J, Ferry J et al. Extensive transmission of Mycobacterium tuberculosis from a child. N Engl J Med. 1999;341(20):1491–5 (https://www.ncbi.nlm.nih.gov/pubmed/10559449, accessed 18 December 2018).

62. Muñoz FM, Ong LT, Seavy D, Medina D, Correa A, Starke JR. Tuberculosis among adult visitors of children with suspected tuberculosis and employees at a children's hospital. Infect Cont Hosp Epidemiol. 2002;23(10):568–72 (https://www.ncbi.nlm.nih.gov/pubmed/12400884, accessed 18 December 2018).

63. Beck M, Antle BJ, Berlin D, Granger M, Meighan K, Neilson BJ et al. Wearing masks in a pediatric hospital: developing practical guidelines (Commentary). Can J Public Health. 2004;95(4):256–57 (https://www.ncbi.nlm.nih.gov/pubmed/15362465, accessed 18 December 2018).

64. Fella P, Rivera P, Hale M, Squires K, Sepkowitz K. Dramatic decrease in tuberculin skin test conversion rate among employees at a hospital in New York City. Am J Infect Control. 1995;23(6):352–6 (https://www.ncbi.nlm.nih.gov/pubmed/8821110, accessed 18 December 2018).

65. Mphaphlele M, Dharmadhikari AS, Jensen PA, Rudnick SN, Van Reenen TH, Pagano MA et al. Institutional tuberculosis transmission. Controlled trial of upper room ultraviolet air disinfection: a basis for new dosing guidelines. Am J Respir Crit Care Med. 2015;192(4):477–84 (https://www.ncbi.nlm.nih.gov/pubmed/25928547, accessed 18 December 2018).

66. Escombe AR, Moore DA, Gilman RH, Navincopa M, Ticona E, Mitchell B et al. Upper-room ultraviolet light and negative air ionization to prevent tuberculosis transmission. PLoS Med. 2009;6(3):e1000043 (https://journals.plos.org/plosmedicine/article?id=10.1371/journal.pmed.1000043, accessed 18 December 2018).

67. Xu P, Kujundzic E, Peccia J, Schafer MP, Moss G, Hernandez M et al. Impact of environmental factors on efficacy of upper-room air ultraviolet germicidal irradiation for inactivating airborne mycobacteria. Environ Sci Tech. 2005;39(24):9656–64 (https://pubs.acs.org/doi/abs/10.1021/es0504892, accessed 18 December 2018).

68. Muecke C, Isler M, Menzies D, Allard R, Tannenbaum T, Brassard P. The use of environmental factors as adjuncts to traditional tuberculosis contact investigation. Int J Tuberc Lung Dis. 2006;10(5):530–5 (https://www.ncbi.nlm.nih.gov/pubmed/16704035, accessed 18 December 2018).

69. Menzies D, Fanning A, Yuan L, FitzGerald JM. Factors associated with tuberculin conversion in Canadian microbiology and pathology workers. Am J Respir Crit Care Med. 2003;167(4):599–602 (https://www.ncbi.nlm.nih.gov/pubmed/12446271, accessed 18 December 2018).

70. International health regulations (2005) (third edition). Geneva: World Health Organization; 2016 (https://www.who.int/ihr/publications/9789241580496/en/, accessed 20 December 2018).

71. Zingg W, Holmes A, Dettenkofer M, Goetting T, Secci F, Clack L et al. Hospital organisation, management, and structure for prevention of health-care-associated infection: a systematic review and expert consensus. Lancet Infect Dis. 2015;15(2):212–24 (https://www.ncbi.nlm.nih.gov/pubmed/25467650, accessed 18 December 2018).

72. Global action plan on antimicrobial resistance. Geneva: World Health Organization; 2015 (http://apps.who.int/iris/bitstream/handle/10665/193736/9789241509763_eng.pdf?sequence=1, accessed 18 December 2018).

73. WHO handbook for guideline development (second edition). Geneva: World Health Organization; 2014 (http://apps.who.int/iris/bitstream/10665/145714/1/9789241548960_eng.pdf, accessed 18 December 2018).

74. Schünemann H, Brożek J, Guyatt GH, Oxman A, (eds.). GRADE handbook – handbook for grading the quality of evidence and the strength of recommendations using the GRADE approach (2013 update). GRADE Working Group. 2013 (https://gdt.gradepro.org/app/handbook/handbook.html, accessed 18 December 2018).

附件

附件 1 《指南》制定工作组面对面会议参加者名单

《指南》制定工作组

1. Professor SCHÜNEMANN, Holger (Chair)
   Departments of Clinical Epidemiology &
   Biostatistics and of Medicine
   McMaster University
   Ontario, Canada

2. Dr BAVEJA, Sujata
   Head of Department, Microbiology
   Lokmanya Tilak Municipal Medical College
   and General Hospital
   Mumbai, India

3. Dr CĪRULE, Andra
   Head Doctor
   Centre of Tuberculosis and Lung Diseases
   Riga East University Hospital
   Riga, Latvia

4. Dr ESCOMBE, Rod
   Infection prevention and control consultant
   Sao Paulo, Brazil

5. Dr JENSEN, Paul
   United States Centers for Disease
   Prevention and Control
   Atlanta, United States of America (USA)

6. Dr JUN, Cheng
   Director
   Centre for Tuberculosis Control and
   Prevention
   Beijing, China

7. Ms LESENI, Timpiyian
   Project Coordinator
   Talaku Community Based Organization
   Kajiado, Kenya

8. Professor MEHTAR, Shaheen
   Chair, and infection control expert
   Infection Control Africa Network
   Cape Town, South Africa

9. Dr MVUSI, Lindiwe
   National Tuberculosis Programme Manager
   Pretoria, South Africa

10. DR NARDELL, Edward
    Professor of Medicine and TB Clinician
    Harvard Medical School
    Partners in Health
    Boston, USA

11. Professor NHUNG, Nguyen Viet
    National Tuberculosis Programme Manager
    and Director of National Lung Hospital
    Hanoi, Viet Nam

12. Ms OCHOA-DELGADO, Isabel
    Architect and infection control consultant
    Lima, Peru

13. Dr RUTANGA, Claude
    Infection prevention and control consultant
    Kigali, Rwanda

14. Dr SALAH, Amal
    Infection prevention and control consultant
    National Tuberculosis Programme
    El Sherouk City, Egypt

15. Dr SARIN, Rohit
    Director
    National Institute of Tuberculosis &
    Respiratory Diseases
    New Delhi, India

16. Dr SSONKO, Charles
    TB/HIV/hepatitis specialist
    Médecins sans Frontières
    London, United Kingdom of Great Britain
    and Northern Ireland (United Kingdom)

17. Dr TAHSEEN, Sabira
    TB laboratory specialist
    National TB Programme
    Islamabad , Pakistan

18. Dr TUDOR, Carrie
    Tuberculosis Project Director
    International Council of Nurses
    Durban, South Africa

19. Dr VOLCHENKOV, Grigory
    Chief Doctor
    Vladimir Regional TB Control Center
    Vladimir Center of Excellence for TB
    Infection Control
    Vladimir, Russian Federation

系统综述团队和技术资源人员

20. Professor FIELDING, Katherine
    Professor in Medical statistics and Director
    of the TB Centre
    London School of Hygiene & Tropical
    Medicine
    London, United Kingdom

21. Dr FOX, Greg
    Associate Professor in Respiratory
    Medicine
    Faculty of Medicine and Health
    University of Sydney
    Sydney, Australia

22. Dr PIGGOTT, Thomas
    Resident Doctor
    Public Health & Preventive Medicine
    Department of Health Research Methods,
    Evidence, and Impact
    McMaster University
    Hamilton, Canada

23. Professor MOORE, David
    London School of Hygiene & Tropical
    Medicine
    London, United Kingdom

24. Mr VINCENT, Richard
    Administrative Manager
    Department of Medicine
    Icahn School of Medicine at Mount Sinai
    New York, USA

观察员

25. Dr AHMEDOV, Sevim
    United States Agency for International
    Development (USAID)
    Washington DC, USA

26. Dr JANSSENS, Jean-Paul
    Head and Associate Professor
    Division of Pneumology Geneva University
    Hospitals (HUG)
    Geneva, Switzerland

27. Dr MDOLO, Kedibone
    Democratic Nursing Organisation of South
    Africa (DENOSA)
    Pretoria, South Africa

28. Dr YASSIN, Mohammed
    The Global Fund to Fight AIDS,
    Tuberculosis and Malaria
    Geneva, Switzerland

29. Dr BARREIRA, Draurio
    Technical Manager
    Unitaid Geneva, Switzerland

30. Mr VAN GEMERT, Wayne
    Stop TB Partnership's Global Drug Facility
    Geneva, Switzerland

31. Dr GRANT, Alison
    London School of Hygiene & Tropical
    Medicine
    London, United Kingdom

32. Dr STROUD, Leonardo
    Medical Officer
    Division of Global HIV & TB
    United States Centers for Disease
    Prevention and Control
    Atlanta, USA

世界卫生组织

33. Dr KASAEVA, Tereza, CDS/GTB, Director

34. Dr WEYER, Karin, CDS/GTB/LDR

35. Dr MIRZAYEV, Fuad, CDS/GTB/LDR

36. Dr ALLEGRANZI, Benedetta, HIS/SDS/IPC

37. Dr BADDELEY, Annabel, CDS/GTB/THC

38. Dr DAMANI, Nizam, HIS/SDS/IPC (*Consultant*)

39. Dr FALZON, Dennis, CDS/GTB/LDR

40. Dr GILPIN, Christopher, CDS/GTB/LDR

41. Ms GONZÁLEZ-ANGULO, Lice, CDS/GTB/LDR
42. Dr JARAMILLO, Ernesto, CDS/GTB/LDR
43. Dr NGUYEN, Linh, CDS/GTB/TSC
44. Dr REIS, Andreas, HIS/IER

45. Dr SAMSON, Kefas, CDS/GTB/TSC
46. Dr SINGH, Vindi, CDS/HIV/TAC
47. Dr ZIGNOL, Matteo, CDS/GTB/TME
48. Dr FAWOLE, Temidayo CDS/GTB/TSC (*Intern*)

附件 2 利益声明汇总

姓名	利益声明	利益冲突处理
《指南》制定工作组		
Sujata Baveja	无利益冲突	不适用
成君	自 2014 年起，中美结核病合作项目每年安排经费支持开展结核感染控制培训课程。分配的资金为 16 000 美元	评估认为由于这项活动是专家自身工作范围领域所涵盖的内容，这种利益冲突并不大到足以对《指南》制定过程构成任何风险
Andra Cīrule	无利益冲突	不适用
Rod Escombe	无利益冲突	不适用
Paul Jensen	无利益冲突	不适用
Timpiyian Leseni	无利益冲突	不适用
Shaheen Mehtar	无利益冲突	不适用
Lindiwe Mvusi	无利益冲突	不适用
Edward Nardell	无利益冲突	不适用
Nguyen Viet Nhung	无利益冲突	不适用
Isabel Ochoa-Delgado	无利益冲突	不适用
Claude Rutanga	在荷兰皇家防痨协会结核病基金会任职开展咨询工作。该基金会是一个致力于改善结核病照护和预防的非政府组织。他于 2015 年至 2016 年期间在坦桑尼亚（7 000 美元，2 周）和刚果民主共和国（4 500 美元，10 天）通过 Challenge TB 项目开展咨询工作。在 2013 年哈佛大学公共卫生学院的夏季课程上，她为建筑师和医疗卫生专业人士讲课，获得了 2 500 美元的酬金	评估认为由于这项活动是专家自身工作领域所涵盖的内容，这种利益冲突并不大到足以对《指南》制定过程构成任何风险
Amal Salah	为胸科医院及诊所的医务人员举办结核感染预防控制培训课程。这些课程由埃及开罗抗击吸烟、结核病和肺病协会（CASTLE）提供经费支持	评估认为由于这项活动是专家自身工作领域所涵盖的内容，这种利益冲突并不大到足以对《指南》制定过程构成任何风险
Rohit Sarin	无利益冲突	不适用
Charles Ssonko	无利益冲突	不适用
Holger Schünemann	无利益冲突	不适用

姓名	利益声明	利益冲突处理
Sabira Tahseen	无利益冲突	不适用
Carrie Tudor	自 2015 年开始在国际护士理事会（ICN）任职。国际护士理事会结核病 / 耐多药结核病项目获得礼来基金会的经费支持（5 年 100 万美元）。2011 年至 2014 年 8 月，通过夸祖鲁 - 纳塔尔结核病和艾滋病研究所（K-RITH）获得 1 万美元的研究支持（博士研究）。此外，获得美国联邦政府下属 John E. Fogarty 国际中心提供其 1 万美元的研究支持（博士后研究），经费支持于 2014 年 12 月终止	这些利益冲突不被认为重要到足以对《指南》制定过程构成任何风险或降低其可信度。评估认为没有发现任何可能直接影响或似乎可能影响专家专业判断的经济利益（考虑经费来源）
Grigory Volchenkov	无利益冲突	不适用
外部审查工作组		
Helen Cox	无利益冲突	不适用
Philipp du Cros	无利益冲突	不适用
Charles Daley	美国强生公司（贝达喹啉）顾问委员会成员、DMC 德拉马尼试验组主席、DMC 大冢制药儿科试验组成员	尽管这些利益冲突很重要，但并不被认为对《指南》制定过程构成任何风险或降低其可信度，因为本《指南》的重点是感染控制。评估认为没有发现任何可能直接影响或似乎可能影响专家专业判断的利益
Nii Nortey Hanson-Nortey	无利益冲突	不适用
Ingrid Oxley	是 TB Proof 的员工，TB Proof 是一家倡导在卫生医疗机构实施感染预防控制措施的非政府组织，该组织编写了一份社区医务人员培训手册，内容是关于感染预防控制培训要点的宣传和交流。TB Proof 从资助机构 Capital for Good 处获得经费支持	这些利益冲突不被认为重要到足以对《指南》制定过程构成任何风险或降低其可信度。评估认为没有发现任何可能直接影响或似乎可能影响专家专业判断的经济利益（源自经费支持）
Kitty van Weezenbeek	无利益冲突	不适用
Marieke van der Werf	由于她是以欧洲疾病预防控制中心人员的身份参与同行评议，而不是以个人身份，因此不需要利益声明	不适用

续表

姓名	利益声明	利益冲突处理
系统综述团队		
Wai Lai Chang	无利益冲突	不适用
Katherine Fielding	无利益冲突	不适用
Greg Fox	获得世界肺部疾病大会的大家／青年创新者奖，奖励包括参加会议的差旅费和住宿费（总费用约5 000美元）	评估认为这种利益冲突并不大到足以对《指南》制定过程构成任何风险或降低其可信度，因为本《指南》中没有对任何治疗方案进行评价
Meghann Gregg	2012年9月至2015年8月在葛兰素史克疫苗公司全球总部任职，担任季节性流感疫苗首席卫生经济学家。尽管该公司研发了结核相关产品，但该专家没有参与到结核病领域中	评估认为这种利益冲突并不大到足以对《指南》制定过程构成任何风险或降低其可信度，因为本《指南》中没有对任何治疗方案进行评价
Rebecca Harris	在葛兰素史克疫苗公司任职，并承担与结核病无关的兼职咨询工作，咨询工作于2015年10月结束。2年期间共工作30天，收入为8 954英镑	评估认为这种利益冲突并不大到足以对《指南》制定过程构成任何风险或降低其可信度，因为本《指南》中没有对任何治疗方案进行评价
Jennifer Ho	无利益冲突	不适用
Aaron Karat	无利益冲突	不适用
David Moore	作为伦敦卫生与热带医学院的一名员工，他作为结核病方面的主要研究者和合作研究者获得了相关研究经费。此外，他为欧洲疾病预防控制中心提供了关于结核病依从性（尽管不是结核感染控制）方面的咨询	评估认为由于这项活动是专家自身工作领域所涵盖的内容，这种利益冲突并不大到足以对《指南》制定过程构成任何风险
Lisa Redwood	无利益冲突	不适用

附件 3 感染结核和进展为活动性疾病的风险以及治疗对传染性的影响

本节总结了一系列互补的系统综述，旨在描述特定风险人群中发生结核感染或进展为结核病的风险。本节还简短描述了治疗对传染性的影响。

尽管在任何场所的任何人一旦暴露就可能面临着感染结核和进展为活动性结核病的风险（取决于个体易感性），但实际的传播风险受到许多生理的、建筑方面和社会决定因素的影响，包括个人生活和互动的方式、源病例的结核病严重程度及接触的距离、持续时间和频率。这种影响在医务人员、结核病患者家庭接触者和非医疗性人群聚集场所的其他人员中表现地更为突出（见网络版附件6）。

许多研究报告了感染结核和进展为活动性结核病的风险，以及结核病患者在治疗期间的传染性。根据结核分枝杆菌传播风险增加的程度，为了更好地指导有针对性的建议的制定，世界卫生组织《指南》指导工作组概述了一系列背景问题，以便在本《指南》的范围内评估此类风险。设计。这些背景问题是为了支持为高危群体提出具体的推荐，包括医务人员、结核病患者接触者和在高风险人群聚集场所暴露于活动性结核病的人员。

本《指南》中的各项推荐制定采用了 3 项系统综述提供的信息，这些系统综述是为了确定：

- 与一般人群相比，医务人员感染结核或进展为活动性结核病的风险；
- 与一般人群相比，居住在受结核病影响的家庭的人员和处于人群聚集场所的人员感染结核或进展为活动性结核病的风险；
- 结核病患者开始有效治疗后，其传染性的变化情况（取决于易感性）。

背景问题 1 综述：医务人员中结核潜伏感染的发生和活动性结核病的发病率

该系统综述纳入了 41 篇文章，这些文章对医务人员和恰当的对照人群的结核分枝杆菌感染率、结核分枝杆菌新发感染率和结核病发病率中的至少一项数据进行了报告。相关研究是在结核病低负担和高负担的国家进行的，很少有研究报告调整后的效果估计值。总体来说，医务人员结核分枝杆菌感染率是非医疗卫生场所一般人群的两倍，按结核病负担高或低进行分层后，两个人群的感染率几乎没有差别。这些研究之间的异质性较低。在结核病高负担地区开展的 3 项研究报告了结核分枝杆菌感染率的调整比值比（*ORs*）。总的比值比显示，与一般人群相比，医务人员的结核分枝杆菌感染风险升高了

60%（35%～93%）。

通过荟萃分析所获得结核病发病率的总的率比（*RRs*）需要非常谨慎地解释，因为各研究之间的异质性非常高。对于结核病高负担国家（8 项研究），采用随机效应模型和固定效应模型所得到的 *RRs* 分别为 4.32 和 3.00。对于结核病低负担国家（12 项研究），采用随机效应模型得到的 *RRs* 为 1.28，95% 置信区间（*CI*）跨越了 1.0。其中 5 项研究所获得的未调整的 *RRs* 低于 1.0。

网络版附件提供了数据分析报告。

背景问题 2 综述：结核病患者接触者和人群聚集场所内其他人员的结核潜伏感染的发生和活动性结核病的发病率

该系统综述纳入了 93 篇原创研究文章，这些文章报告了与对照人群相比，受结核病影响的家庭（72 篇文章）或人群聚集场所（21 篇文章）内的人员结核分枝杆菌感染率、发生率或结核病发病率的数据。研究是在结核病低负担和高负担的国家进行的，很少有研究报告调整后的效果估计值。

对于人群聚集场所，大多数数据来自羁押场所。5 项研究报告了羁押场所内的结核病发病率，按结核病负担分层后，总的 *RRs* 显示羁押场所人员与一般人群相比有着更高的结核病发病率（结核病高负担国家 RR 为 6.5，低负担国家为 7.3）。然而，I^2 比较大（>80%），表明研究的异质性极高，且置信区间较宽，使总的效果估计值难以解释。6 项研究没有为荟萃分析提供有用的数据，因为数据太离散，无法计算效果估计值的置信区间。三项在结核病低负担地区的疗养院开展的研究被纳入结核病发病率的荟萃分析，虽然研究异质性较高，但总的效果估计值显示疗养院人群与一般人群的结核病发病率相似。

对于受结核病影响的家庭，最常见的评估结果是结核分枝杆菌感染率，采用结核菌素皮肤试验（TST）或 γ- 干扰素释放试验（IGRA）进行测量。对于后者，使用了 QuantiFERON-TB Gold 和 T SPOT 试验。对于评价生活在结核病高负担地区的儿童、成年人和综合人群（即既有儿童也有成年人）的结核菌素皮肤试验阳性率的研究，其异质性非常高（>84%）。采用随机效应模型计算，与对照人群相比，受结核病影响的家庭中的儿童、成年人和综合人群的总的 *ORs* 分别为 3.9、3.0 和 2.2（原著论文没有分别报告儿童和成年人的数据）。

解释这些总的效果估计值时必须十分谨慎，因为研究的高异质性意味着它们很难解释。关于 IGRA 结果的研究很少。在结核病高负担的地区开展的研究，不管是对儿童还是对成年人的研究，其异质性都较低。汇总估计值显示，与对照家庭相比，受结核病影响的家庭的结核分枝杆菌感染率升高了 2～3 倍。病例对照研究主要提供了结核病患病率的数据，大多数研究是在结核病高负担地区进行的。儿童和成年人的总 *ORs* 分别为 5.3 和 2.9，且研究异质性低于 60%。荟萃分析采用了未配对研究的未调整的 *ORs* 及配对病例对照研究的 *ORs*，且仅控制了匹配变量。

使用改良版 Newcastle-Ottawa 量表评估研究质量，所有研究设计中的研究质量都较低。

网络版附件提供了数据分析报告。

背景问题 3 综述：有效抗结核治疗对传染性的影响

该系统综述的目的是确定开展有效的抗结核治疗后涂片和培养阴转的时间，并查找评估抗结核治疗对结核病患者传染性影响的研究，这种影响通过使用暴露的实验室动物进行测量。

通过文献检索对 5 290 条单独的记录进行标题和摘要筛选，并对 180 篇文章进行全文阅读后，纳入了 47 篇论文进行数据提取和分析，以了解涂片和培养阴转的时间。各项研究在涂片和培养的阴转时间上有相当大的差异。

6 项研究报告了涂片阴转时间的汇总估计，中位阴转时间为 20～27 天，平均阴转时间为 29～61 天。8 项研究调查了基线时涂片阳性的患者在治疗 1 个月、2 个月和 3 个月时涂片阴转的比例，汇总估计值分别为 0.3（95% *CI*: 0.27～0.34）、0.79（95% *CI*: 0.70～0.87）和 0.95（95% *CI*: 0.94～0.95）。

5 项研究对固体培养的阴转时间进行了汇总估计，中位阴转时间为 35～49 天。还有 5 项研究报告了培养阴转时间的汇总估计值，但没有说明进行培养的方法，获得的中位阴转时间为 3～48 天。5 项研究报告液体培养的中位阴转时间为 28～125 天。

经证实为药物敏感结核病的患者经 2 个月适当治疗后，采用固体培养、未指明具体方式的培养及液体培养 3 种方法，阴转比例分别为 0.84（95% *CI*: 0.80～0.88）、0.78（95% *CI*: 0.67～0.88）和 0.67（95% *CI*: 0.54～0.81）。

影响培养阴转时间的因素（如研究人群中涂片阳性等级高的患者比例）很少被报道，这些因素可能是造成一定异质性的原因。

在补充的系统综述中纳入了 4 篇相关论文，这些研究采用实验性动物评估了抗结核治疗对结核病患者传染性的影响。所有这些研究提供的数据都表明，接受有效的抗结核治疗的患者对豚鼠的传染性低于那些未接受有效治疗的患者。然而，没有数据显示患者接受有效治疗后多长时间会对豚鼠无传染性。

网络版附件提供了数据分析报告。